协和专家
孕期饮食大全

李宁 编著

中国轻工业出版社

图书在版编目（CIP）数据

协和专家孕期饮食大全 / 李宁编著 . —北京：中国
轻工业出版社，2024.6
ISBN 978-7-5184-2986-8

Ⅰ.①协… Ⅱ.①李… Ⅲ.①妊娠期—饮食营养学
②妊娠期—妇幼保健—食谱 Ⅳ.①R153.1②TS972.164

中国版本图书馆 CIP 数据核字（2020）第 073957 号

责任编辑：付 佳 责任终审：张乃東 责任监印：张京华
策划编辑：翟 燕 付 佳 责任校对：晋 洁 全案制作：悦然文化

出版发行：中国轻工业出版社（北京鲁谷东街 5 号，邮编：100040）
印 刷：北京博海升彩色印刷有限公司
经 销：各地新华书店
版 次：2024 年 6 月第 1 版第 4 次印刷
开 本：710×1000 1/16 印张：10
字 数：150 千字
书 号：ISBN 978-7-5184-2986-8 定价：39.90 元
邮购电话：010-85119873
发行电话：010-85119832 010-85119912
网 址：http://www.chlip.com.cn
Email：club@chlip.com.cn

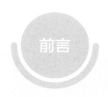

前言

　　怀孕了，胎宝宝从一个小小的受精卵长成 3000 克左右的足月儿，孕妈妈的身体也发生着不小的变化，乳房增大、子宫增大、血流量增加等，这都需要充足、合理、及时的营养供给。

　　关于饮食，孕妈妈们都是认真对待的：哪些食物要多吃？哪些东西不能吃？贫血了吃什么？临产了怎么吃……现在网上信息太多，不知道该如何选择。如果你有这些困惑，为什么不选择这本书呢？

　　本书以月份为主线，根据孕妈妈的身体变化和胎宝宝的发育特点，有针对性地给予重点营养指导，让孕妈妈在孕期做好营养储备，为产后哺乳做准备，让胎宝宝健康成长。书里精选的食谱让你不再为吃什么而发愁，轻轻松松度过孕期，健健康康孕育宝宝。

　　怀孕了，要做一个高情商吃货，管理好体重，为顺产和产后泌乳打好基础。祝每一位孕妈妈都能拥有健康、聪明的宝宝！

目录
CONTENTS

Part 1
长大脑、长骨骼，
胎宝宝必需营养素

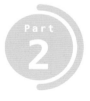

孕早期 孕1~3月
胚胎发育遇上早孕反应，怎么补营养

Part 3

孕中期 孕4~7月
胎宝宝生长加速期，怎么补才跟得上

孕晚期 孕 8~10 月
胎宝宝出生前的营养存储，怎么吃才够

出现某些小病痛时，怎么吃不耽误胎宝宝生长

Part 6 特殊症状孕妈妈
怎么吃最安胎

长胎不长肉，避免巨大儿

孕期体重都长哪了

孕妈妈增长的体重≠胎宝宝的体重

孕妈妈的增重量和胎宝宝的增重量并不是相等的，胎宝宝的增重量只占孕妈妈增重量的20%~25%，其他75%~80%为胎儿附属物及母体自身增重，主要表现在子宫、胎盘、乳房、血液、羊水的重量及母体脂肪的储备。

哪些是必要性体重增长

胎宝宝要在40周的时间里从一个受精卵成长为一个重3千克左右的胎儿，支撑他生长发育的有胎盘、羊水、妈妈的血容量、增大的乳腺、扩大的子宫等。这些构成了孕妈妈孕期一部分的体重增长，称之为必要性体重增长。

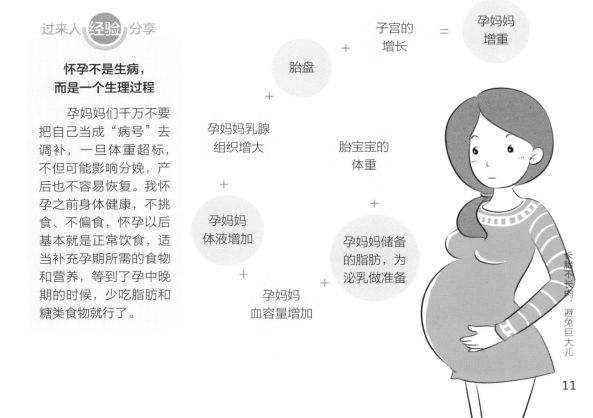

过来人 经验 分享

怀孕不是生病，而是一个生理过程

孕妈妈们千万不要把自己当成"病号"去调补，一旦体重超标，不但可能影响分娩，产后也不容易恢复。我怀孕之前身体健康，不挑食、不偏食，怀孕以后基本就是正常饮食，适当补充孕期所需的食物和营养，等到了孕中晚期的时候，少吃脂肪和糖类食物就行了。

子宫的增长 ＝ 孕妈妈增重

胎盘
＋

孕妈妈乳腺组织增大
胎宝宝的体重
＋

孕妈妈体液增加
孕妈妈储备的脂肪，为泌乳做准备
＋

孕妈妈血容量增加

孕期增重多少最适宜

一般来说，使用体重指数即 BMI 来评估孕前妈妈的营养状况比较准确，并根据孕前 BMI 值来确定孕期体重增长范围。

体重指数（BMI）= 体重（千克）÷ 身高的平方（米²）

体形判断	孕前 BMI	体重增加（千克）
低体重	<18.5	12.5~18
正常体重	18.5~23.9	11.5~16
超重	24.0~27.9	7~11.5
肥胖	≥28	5~9

注：双胎孕妇孕期总增重推荐值：孕前体重正常者为 16.7～24.3 千克，孕前超重者为 13.9～22.5 千克，孕前肥胖者为 11.3～18.9 千克。参考来源：IOM2009。

例如：身高 1.6 米的孕妈妈，体重 50 千克，那 BMI=50÷（1.6×1.6）≈ 19.5，孕前体重属于正常，在孕期的总增重应控制在 11.5~16 千克。

双胞胎妈妈应增重多少

而对于怀有双胞胎或多胞胎的孕妈妈来说，一个人吃的饭几个人来分享，因此要比怀一个宝宝的孕妈妈摄取更多营养，以确保宝宝的生长发育。如果体重增加不足，容易导致早产、低体重儿等问题，但是体重的增长并不是简单的乘法。双胞胎妈妈孕前体重在正常范围，孕期长 16.7~24.3 千克为宜；孕前体重超重，孕期长 13.9~22.5 千克为宜；孕前属于肥胖，孕期体重增长应控制在 11.3~18.9千克。饮食上要均衡，尤其要保证足够的优质蛋白质、B 族维生素、钙、铁等，应增加粗粮、蔬菜、水果的摄入。

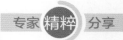

专家精粹分享

双胞胎孕妈妈更应小心

怀双胞胎，孕妈妈容易出现各种妊娠并发症，在整个孕期，孕妈妈应该坚持进行产检，尤其要注意血压和尿蛋白，因为这些指标可以真实地反映胎儿和母体的健康状况。

由于双胞胎孕妈妈的体形更大，子宫也明显比单胎增大更多，这不仅增加了孕妈妈的身体负担，对心肺及下腔静脉的压迫也更大，容易产生心慌、呼吸困难、下肢水肿及静脉曲张等症状，在孕晚期尤其明显。因此，孕妈妈要特别注意避免劳累，适当多休息，对减轻压迫、预防早产都有好处。

孕早、中、晚期要分阶段增重

扫一扫，听音频

孕早期
宝宝增长缓慢
总增重不超过
2000 克为宜

胎宝宝： 孕 1~3 月，胎宝宝各器官发育尚未成熟，所需的营养并不多。

孕妈妈： 体形并没有明显的变化，乳房会略有发胀，此时体重增长较慢，甚至孕吐严重的孕妈妈体重不增反降，即使胃口好的孕妈妈在孕早期体重增加也应控制在 2000 克以内。

饮食： 此时不用过分在意体重减轻，没有孕吐的维持孕前的食量就行，孕吐严重的尽量少食多餐，吃一些清淡易消化的食物。

孕中期
胃口好
每周增重
350~400 克

胎宝宝： 胎宝宝迅速发育，身长和体重都增长迅速。

孕妈妈： 腹部明显凸起，胸围和腰围也明显增加，此时体重增加最好稳定在每周 350~400 克，该阶段是控制体重的关键期。

饮食： 每天增加 300 千卡热量，饮食要均衡，各种营养素都要齐全。

孕晚期
体重上升快
每周增重
不超过 400 克

胎宝宝： 32~35 周胎宝宝长得最快，对各营养素需求也较大。待出生时身长 48~51 厘米，体重 3000~3500 克。

孕妈妈： 体重上升非常快，即使吃得不多也会长得很快，体重增长要控制在每周不超过 400 克。如果孕早期和孕中期体重控制合理，会极大地缓解孕晚期增重压力。

饮食： 每天增加 450 千卡热量，少食多餐，均衡搭配。

长胎不长肉，避免巨大儿

孕期运动可避免肥胖，还有助顺产

孕期适当运动，能帮助控制体重，还能帮助孕妈妈保持愉快的心情，对胎宝宝的健康发育也十分有益，可避免孕期肥胖，不仅有助于顺产，还可以促进产后身材恢复。

运动可选择的范围很广，做做家务、散散步、练瑜伽、游泳、快走、慢跑，只要让身体动起来，都属于孕期运动的范畴。具体运动类别要根据个人情况来，有的人原本就是个健身派，身体可承受的运动强度比较大，只要稍加调整即可。如果孕前就不太做运动，孕期强度也不宜过大。

孕早期

不要做大幅度的运动

孕早期属于不稳定阶段，一般不建议做大幅度的运动，主要以散步为主，同时可以配合做一些手部和脚部的放松运动。有早孕反应的孕妈妈适当做一些运动还有助于改善早孕症状。

孕中期

适当增加运动量，但要避免跳跃性动作

孕中期，身体处于比较舒服的状态。此时，孕妈妈可以适当增加运动强度和种类，加入一些耐力和力量练习，这样会增强肌肉骨骼的柔韧性，有助于控制体重，并为分娩做准备。

孕晚期

适当减少运动频率，放慢节奏

孕晚期，要特别关注身体的耐受力，适当降低动作的难度，减少运动频率和运动时间，避免让身体疲劳。
孕晚期要减少平衡性的体位练习，以免摔倒。也不宜做仰卧类运动，以免压迫腹部和下腔静脉，导致血流不畅。

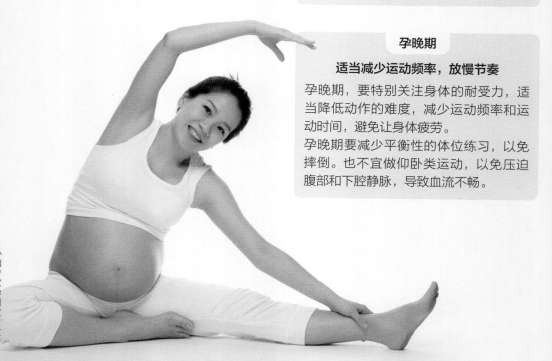

长大脑、长骨骼，
胎宝宝必需营养素

孕期哪些营养素要加量

营养素	孕 前	孕 期
蛋白质	55 克	孕早期 55 克
		孕中期 70 克
		孕晚期 85 克
叶酸	400 微克	600 微克
维生素 A	700 微克	孕早期 700 微克
		孕中、晚期 770 微克
维生素 B_1	1.2 毫克	孕早期 1.2 毫克
		孕中期 1.4 毫克
		孕晚期 1.5 毫克
维生素 B_2	1.2 毫克	孕早期 1.2 毫克
		孕中期 1.4 毫克
		孕晚期 1.5 毫克
维生素 C	100 毫克	孕、中晚期 115 毫克
钙	800 毫克	孕早期 800 毫克
		孕中、晚期 1000 毫克
铁	20 毫克	孕早期 20 毫克
		孕中期 24 毫克
		孕晚期 29 毫克
碘	120 微克	230 微克
锌	7.5 毫克	9.5 毫克

注：表中值均为每日推荐摄入量。

蛋白质 宝宝生长发育的基础物质

每日推荐摄入量	孕1~3月 55克	孕4~7月 70克	孕8~10月 85克

作用：促进胎宝宝大脑发育，帮助胎宝宝合成内脏、肌肉、皮肤和血液；帮助孕妈妈适应子宫、乳房、胎盘等的变化。

常见食物：黄豆、黑豆、青豆、豆腐、豆腐皮等大豆及其制品；瘦畜肉，去皮禽肉，各类鱼、虾等肉类；鸡蛋、鸭蛋、鹌鹑蛋等蛋类；牛奶、奶酪、酸奶等奶及奶制品。

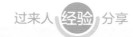
过来人 **经验** 分享

经常吃豆制品补蛋白质

我原本就喜欢吃豆制品，尤其是怀孕后查出妊娠糖尿病，需要控制肉蛋的量，我就主要通过豆制品来补蛋白质，豆腐、腐竹、豆皮都可以做出很多花样，而且不含胆固醇。

食谱推荐

四喜黄豆

扫一扫，看视频

材料 黄豆120克，豌豆、胡萝卜、莲子、瘦肉各30克。

调料 盐、白糖各3克，料酒、水淀粉各适量。

做法

1. 将材料分别洗净，瘦肉切粒，胡萝卜去皮切粒，黄豆用清水浸泡2小时后煮熟备用，莲子浸泡4小时后煮熟。

2. 在瘦肉粒中加适量盐、料酒、水淀粉腌好，倒入油锅中炒熟，再加入黄豆、豌豆、胡萝卜粒和莲子。

3. 将熟时，加入盐、白糖调味，再加入水淀粉勾芡即可。

补充优质蛋白质

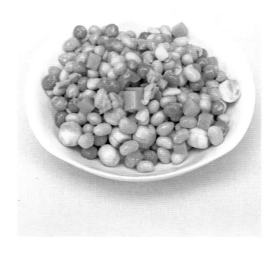

Part 1 长大脑、长骨骼，胎宝宝必需营养素

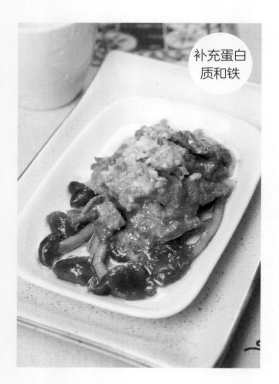

补充蛋白质和铁

茶树菇蒸牛肉

材料 牛肉 200 克，茶树菇 150 克。

调料 姜末、料酒各 5 克，蒜蓉、蚝油、水淀粉各 10 克，盐少许。

做法

❶ 牛肉洗净、切薄片，加料酒、姜末、蚝油、水淀粉腌制 10 分钟。

❷ 茶树菇泡洗干净，放入盘中，撒少许盐。

❸ 把腌好的牛肉片放在茶树菇上，上面再铺一层蒜蓉，入锅蒸 15 分钟即可。

功效 茶树菇富含膳食纤维，能促进代谢；牛肉富含铁和优质蛋白质，可增强体力。

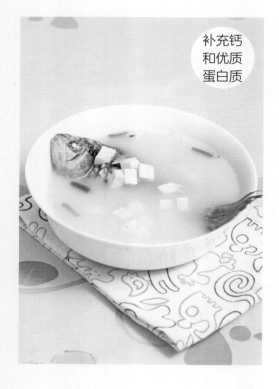

补充钙和优质蛋白质

鲫鱼炖豆腐

材料 鲫鱼 1 条（约 200 克），豆腐 200 克。

调料 姜片、葱段、葱花各 3 克，盐 4 克，白酒、料酒各 10 克。

做法

❶ 先将鲫鱼除去鳞、内脏，清洗干净，在鱼身上抹点白酒、盐，腌渍 10 分钟。

❷ 将豆腐切成小块，放入烧开的淡盐水中烫 3 分钟，捞出沥干备用。

❸ 锅置火上，倒入适量油烧热，放入姜片爆香，放入鲫鱼，将鱼两面煎至微黄，倒入适量水，放葱花、料酒，大火煮开后改小火煮 20 分钟。

❹ 待到鱼汤呈乳白色时，加盐，放入豆腐块，再煮 5 分钟，放葱段调味即可。

清蒸鲈鱼

材料 鲈鱼 1 条（750 克），红椒 50 克。

调料 姜片、姜丝各 15 克，葱段 5 克，葱丝 4 克，料酒、生抽各 10 克，盐少许。

做法

① 鲈鱼去内脏、鱼鳃、鱼鳞，清洗干净，两面划上十字花刀；红椒洗净切丝。

② 在鱼身两面抹上少量料酒和盐，腌 20 分钟，盘中铺上葱段和姜片，放入鲈鱼，入开水锅中大火蒸 8 分钟，关火后虚蒸 5 分钟，出锅，倒出盘子里的汤汁（留用）。

③ 炒锅置火上倒入油烧热，倒入姜丝、红椒丝、葱丝爆香，淋入蒸鱼汤汁、生抽小火烧开，淋在鱼身上即可。

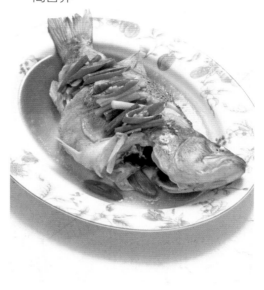

低脂
高营养

牛奶蒸蛋

材料 鸡蛋 2 个，鲜牛奶 200 克，虾仁 2 只。

调料 盐 2 克，香油适量，葱花少许。

做法

① 鸡蛋打入碗内，加鲜牛奶拌匀，再放入盐化开；虾仁洗净。

② 鸡蛋液入蒸锅大火蒸约 2 分钟，此时蛋羹已经略微成形，将虾仁摆在上面，改中火蒸 5 分钟，最后出锅前淋上香油、撒上葱花即可。

功效 这道菜富含优质蛋白质和钙质，能促进胎儿的生长发育。

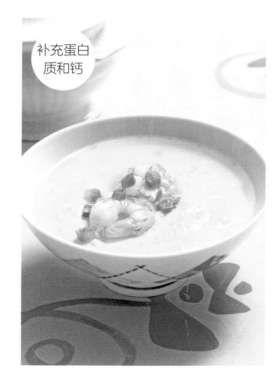

补充蛋白
质和钙

碳水化合物 最主要的热量来源

每日推荐 摄入量	孕 1~10 月 不低于 130 克

作用： 碳水化合物是孕妈妈最主要、最直接的热量来源，对维持胎宝宝的正常发育具有重要作用。适量的碳水化合物可预防孕妈妈酮症酸中毒。

常见食物： 全麦及全麦制品、大米、面粉、糙米、豆类、薯类、蔬菜、水果等。

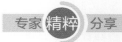
专家 精粹 分享

孕妈妈可以适当多吃薯类

薯类包括土豆、红薯、山药、芋头等，虽然淀粉含量比普通蔬菜高，却是低脂肪、高膳食纤维食物，饱腹感特别强，可以润肠通便。薯类也可以代替部分精白米面当主食食用，但是最好不加油、盐、糖，不油炸，宜采用蒸、煮、微波烤等方式，比如烤红薯、蒸土豆等。

食谱推荐

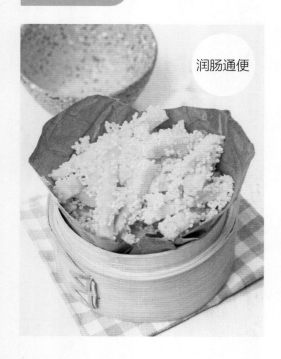
润肠通便

荷香小米蒸红薯

材料 小米 80 克，红薯 250 克，荷叶 1 张。

做法

❶ 红薯去皮，洗净，切条；小米洗净，浸泡 30 分钟；荷叶洗净，铺在蒸屉上。

❷ 将红薯条在小米中滚一下，裹满小米，排入蒸笼中，蒸笼上汽后蒸 30 分钟即可。

功效 小米可为人体供给热量；红薯可帮助孕妈妈润肠通便、平稳血压，还能促进胎宝宝神经系统发育。二者搭配，能为孕妈妈提供热量，维持肠道、心血管健康。

紫米面馒头

材料 面粉 200 克，紫米面 100 克，酵母粉 3 克。

做法

❶ 酵母粉用适量水化开，放入装有面粉、紫米面的盆中搅匀，再加入适量水搅匀，揉成面团，发酵至原体积 2 倍大。

❷ 用力揉 10 分钟左右至面团光滑，擀成长方形，由上向下卷成圆柱形，用刀切成若干均匀的剂子，揉成圆形生坯。

❸ 将生坯放入铺好湿布的蒸屉上醒发 20 分钟，大火烧开后转中火蒸 15 分钟，关火闷 2 分钟即可。

功效 紫米被称为"补血米"，面粉加入紫米面一起做成馒头食用，可以很好地为孕妈妈益气补血。

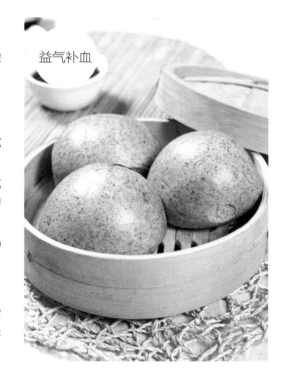

益气补血

杂豆粗粮饭

材料 大米、糙米、小米、紫米、红豆、绿豆、芸豆各 30 克。

做法

❶ 大米、小米分别洗净，大米用水浸泡 30 分钟；糙米和紫米混合洗净，用水浸泡 4 小时。

❷ 红豆、绿豆、芸豆混合洗净，用清水浸泡 5 小时。

❸ 将大米、小米、糙米、紫米、红豆、绿豆、芸豆倒入电饭锅中，加适量水，摁下"蒸饭"键，蒸至电饭锅提示米饭蒸好即可。

功效 大米和糙米、小米、紫米、红豆等粗粮搭配，蛋白质互补，提高整体的蛋白质利用率。

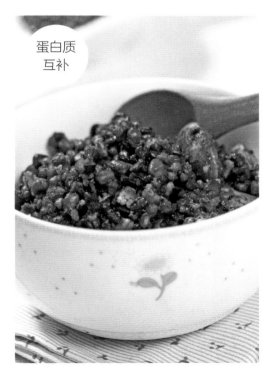

蛋白质
互补

脂肪　促进胎宝宝大脑和神经发育

每日推荐 摄入量	孕 1~10 月 $\alpha-$ 亚麻酸占总热量的 4%，亚油酸占总热量的 0.6%

作用： 脂肪中的必需脂肪酸是构成胎宝宝神经细胞和神经髓鞘的重要物质，对于大脑发育和神经系统的完善至关重要，还能促进视网膜的发育。

常见食物： 去皮禽肉、瘦畜肉；带鱼、鲫鱼、草鱼、三文鱼等鱼类；橄榄油、亚麻子油等植物油；黑芝麻、杏仁等坚果种子。

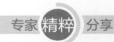
专家 精粹 分享

DHA 是胎宝宝的"脑黄金"

DHA 是构成胎宝宝大脑皮层神经膜的重要物质，持续补充 DHA，有利于宝宝的大脑发育。富含 DHA 的有海鱼、坚果类及含有较高 $\alpha-$ 亚麻酸的烹调油。

扫一扫，看视频

食谱推荐

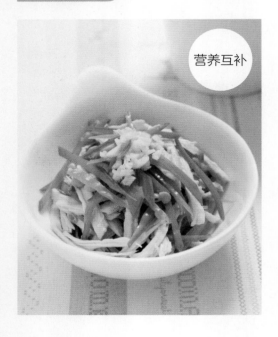

营养互补

荷兰豆拌鸡丝

材料 鸡胸肉 150 克，荷兰豆 100 克。
调料 蒜蓉 10 克，盐 2 克，橄榄油 3 克。
做法

❶ 将鸡胸肉冲洗干净，煮熟冷却，撕成细丝；荷兰豆洗净，放入沸水中焯一下，切丝备用。

❷ 将鸡丝、荷兰豆丝放入盘中，再放入蒜蓉、盐、橄榄油拌匀即可。

功效 鸡胸肉富含优质蛋白质，脂肪含量低；橄榄油富含不饱和脂肪酸。搭配做菜，营养互补，可以促进胎儿神经系统发育。

清蒸三文鱼

材料 三文鱼肉 100 克。

调料 葱丝、姜丝、盐、香油、柠檬汁各适量。

做法

❶ 三文鱼肉洗净，切块，撒少许盐，加柠檬汁抓匀。

❷ 取盘，放入三文鱼肉，再放上葱丝、姜丝、香油，送入蒸锅大火蒸 7 分钟即可。

功效 三文鱼富含优质蛋白质和 DHA，用清蒸的方式制作，更能发挥其促进胎儿大脑发育的功效。

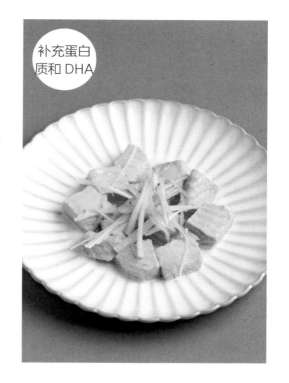

补充蛋白质和 DHA

香菇滑鸡粥

材料 大米、鸡胸肉各 100 克，鲜香菇 80 克，生菜 20 克，蛋清 1 个。

调料 盐、香油、淀粉、料酒各适量。

做法

❶ 大米洗净；香菇洗净，切片；鸡胸肉洗净，切丝，加蛋清、淀粉、料酒抓匀，腌渍 5 分钟；生菜洗净，切丝。

❷ 大米放入高压锅中，加水大火烧开，转小火煮 20 分钟，然后将香菇片、鸡丝放入锅内再煮 3 分钟，最后放入生菜丝关火，加盐、香油调匀即可。

功效 鸡胸肉富含蛋白质、优质脂肪，有助于促进胎宝宝大脑和神经发育，还可缓解孕妈妈的身体疲劳。

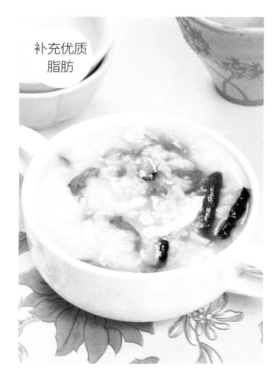

补充优质脂肪

钙 构建胎宝宝的骨骼和牙齿

每日推荐 摄入量	孕 1~3 月 800 毫克	孕 4~10 月 1000 毫克

作用： 钙是牙齿和骨骼的主要成分，到出生时，胎宝宝的全部乳牙在牙床体内形成，第一恒牙也已钙化，胎儿时期钙的摄入量与牙齿发育好坏有关。孕妈妈如果缺钙，会导致骨质软化、易疲劳、牙齿松动。

常见食物： 牛奶及奶制品、大豆及其制品、海带、坚果、芝麻酱、紫菜等，都是孕期膳食补钙的好来源。

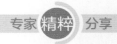

专家 **精粹** 分享

补钙的同时一定要多补维生素 D

维生素 D 可以全面调节钙代谢，增加钙在小肠的吸收，维持血中钙和磷的正常浓度，促使骨和软骨正常钙化。天然食物中维生素 D 主要来源于动物性食物，如深海鱼、鱼肝油等。此外，孕妈妈最好能每天晒太阳，也可以获得维生素 D。

食谱推荐

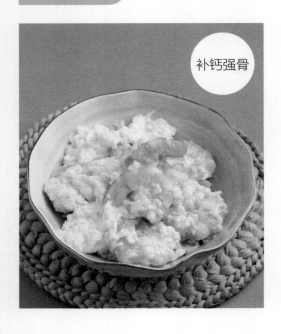

补钙强骨

水晶虾仁

材料 虾仁 150 克，鲜牛奶 50 克，蛋清 1 个。

调料 淀粉适量，盐 2 克。

做法

❶ 虾仁洗净，挑去虾线，加入盐腌渍 15 分钟；牛奶、蛋清、淀粉、盐和虾仁放碗中，充分搅拌均匀。

❷ 锅内倒入植物油烧热，倒入拌匀的牛奶、虾仁，用小火翻炒，炒至食材凝结成块，起锅装盘即可。

功效 虾仁、牛奶富含钙质，可补钙健骨，促进胎儿骨骼和牙齿的发育。

排骨豆腐虾皮汤

材料 排骨 250 克，豆腐 300 克，虾皮 5 克，洋葱 50 克。

调料 姜片、料酒、盐各适量。

做法

❶ 排骨洗净，斩段，用沸水焯烫，撇出浮沫，捞出沥干水分；豆腐切块；洋葱去老皮，洗净，切片；虾皮泡洗干净。

❷ 将排骨段、姜片、料酒放入砂锅内，加入适量水，大火煮沸，转小火继续炖煮至七成熟，加豆腐块、洋葱片，继续小火炖煮至熟，撒入虾皮，加盐调味即可。

功效 排骨、虾皮和豆腐都是富含蛋白质、钙的食物，搭配做汤，营养丰富，可有效补充多种营养素，预防骨质疏松。

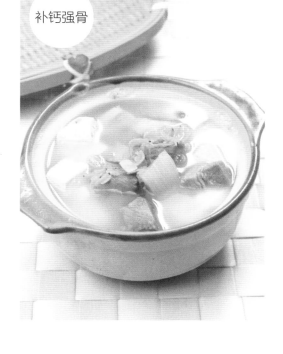
补钙强骨

红豆双皮奶

扫一扫，看视频

材料 牛奶 1 袋（240 克），熟红豆 20 克，蛋清 2 个。

调料 白糖 5 克。

做法

❶ 蛋清中加入白糖搅拌均匀。

❷ 牛奶用中火煮开，倒入碗中，放凉后表面会结成一层奶皮，稍挑起奶皮，将牛奶缓缓倒进蛋清中，碗底留下奶皮。

❸ 把蛋清牛奶混合物沿碗边缓缓倒进留有奶皮的碗中，奶皮会自动浮起来，蒙上保鲜膜，隔水蒸 15 分钟，关火闷 5 分钟，冷却后加上熟红豆即可。

功效 这款小吃中含有一定的钙、维生素 D，能促进孕妈妈体内钙的吸收和利用。

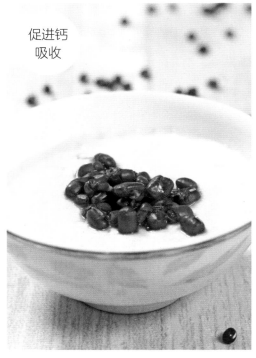
促进钙吸收

铁 促进造血

每日推荐 摄入量	孕 1~3 月 20 毫克	孕 4~7 月 24 毫克	孕 8~10 月 29 毫克

作用： 铁能够参与血红蛋白的合成，促进造血，还参与氧的运输和热量代谢。如果铁摄入不足，会使孕妈妈发生缺铁性贫血，影响胎宝宝的智力发育，还容易发生早产和胎儿低出生体重等。

常见食物： 动物肝脏、动物血、各种禽畜肉等是铁的最佳来源，黄豆、小米、鲜枣、桑葚、豌豆苗、黑芝麻、木耳等也可作为补铁的次要选择。

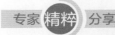

专家 精粹 分享

富含维生素 C 的食物可促进铁吸收

维生素 C 可以帮助铁质的吸收，促进造血，改善孕妈妈贫血症状。维生素 C 多存在于蔬果中，如橙子、猕猴桃、樱桃、柠檬、西蓝花等均含有丰富的维生素 C。

食谱推荐

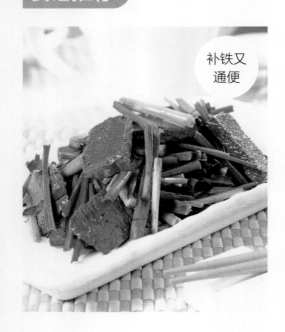

补铁又通便

韭菜烧猪血

材料 猪血 200 克，韭菜 100 克。

调料 葱花、盐各适量。

做法

❶ 猪血洗净，切块；韭菜择洗干净，切寸段。

❷ 油锅烧热，撒入葱花炒出香味，倒入猪血块翻炒均匀，加少许清水大火烧沸，转小火烧 8 分钟，放入韭菜段炒熟，用盐调味即可。

功效 猪血富含铁，在人体的吸收率很高；韭菜富含膳食纤维、β-胡萝卜素等物质，可以通便、防便秘。

沙茶牛肉

材料 牛肉 300 克，柿子椒 100 克。

调料 香菜段 20 克，沙茶酱、淀粉、料酒各 15 克，蚝油、姜末、盐各 3 克。

做法

❶ 牛肉洗净，切薄片，加料酒、盐、蚝油、淀粉腌渍入味；柿子椒洗净，去蒂，切丝。

❷ 锅置火上，倒油烧至六成热，放入牛肉片炒至变色，盛起待用。

❸ 锅置火上，倒油烧热，爆香姜末，放入柿子椒丝翻炒，加牛肉片快速翻炒，再加沙茶酱炒匀，撒香菜段即可。

功效 牛肉富含铁，能帮助孕妈妈补铁。中医认为，牛肉有补虚益气、强筋骨的作用，对孕妈妈和胎宝宝有益。

补铁又
补虚

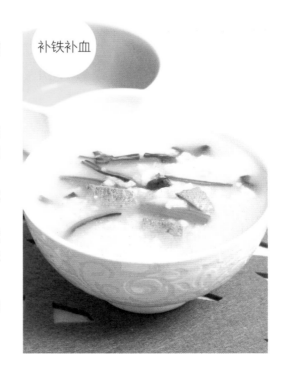

猪肝菠菜粥

材料 大米 100 克，新鲜猪肝 50 克，菠菜 30 克。

调料 盐 1 克。

做法

❶ 猪肝冲洗干净，切片，入锅焯水，捞出沥干；菠菜洗净，焯水，切段；大米淘洗干净，用水浸泡 30 分钟。

❷ 锅置火上，倒入适量清水烧开，放入大米大火煮沸后改用小火慢熬。

❸ 煮至粥将成时，将猪肝片放入锅中煮熟，再加菠菜段稍煮，然后加盐调味即可。

功效 猪肝富含铁，搭配富含维生素 C 的菠菜，搭配做粥，能有效补铁补血。

补铁补血

碘 合成甲状腺激素的重要物质

每日推荐 摄入量	孕 1~10 月 230 微克

作用：碘是人体甲状腺激素的组成成分，是维持人体正常发育不可缺少的营养素。胎儿期如果缺碘，会导致大脑皮质发育不全，还可能引起克汀病（即呆小症）。孕妈妈如果缺碘，可能引起甲减，甚至流产。

常见食物：紫菜、海带、虾皮、海鱼、干贝、海参、海蜇、碘盐等。

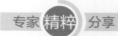

食用碘盐的注意事项

1. 不能放在温度较高、阳光直射的地方。
2. 贮存容器要加盖并盖严。
3. 快取快盖，不要让盐长时间曝露在空气中。
4. 应在菜即将出锅时加盐，防止碘高温挥发，降低效果。

食谱推荐

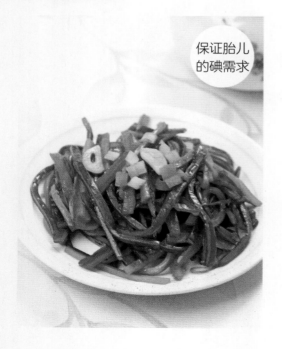

保证胎儿的碘需求

胡萝卜炒海带丝

材料 胡萝卜 50 克，水发海带 100 克，柿子椒 50 克。

调料 葱花、蒜片、酱油各 5 克，盐适量。

做法

❶ 胡萝卜洗净，切丝；海带洗净，切丝；柿子椒洗净，去蒂，切丝。

❷ 锅置火上，倒入植物油烧至六成热，下入蒜片、葱花爆香，放入胡萝卜丝炒至七成熟，再放入海带丝翻炒片刻，放入柿子椒丝炒至熟，最后加入盐和酱油炒匀即可。

海带肉卷

材料 泡发海带、肉馅各 100 克，豆腐、鲜香菇各 50 克。

调料 盐 3 克，酱油、水淀粉、淀粉各 10 克，葱末、姜末、香油、香菜梗各 2 克。

做法

❶ 泡发海带洗净，切大片；鲜香菇洗净，切粒；豆腐碾碎，加肉馅、葱末、姜末、香菇粒，放酱油、盐、水淀粉、香油调味；香菜梗稍烫。

❷ 将海带铺平，撒淀粉，酿上肉馅后卷成卷，扎上烫好的香菜梗，上笼蒸熟，将原汁勾芡浇在上面即可。

功效 海带富含碘、可溶性膳食纤维，不仅能为孕妈妈补充碘，还能降低胆固醇。

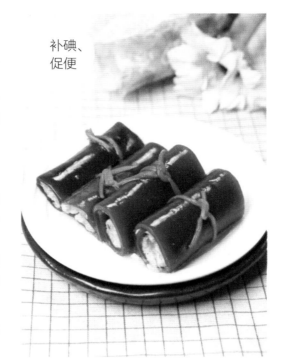

补碘、
促便

紫菜虾皮蛋花汤

材料 紫菜 5 克，虾皮 10 克，黄瓜 50 克，鸡蛋 1 个。

调料 盐 2 克，葱花、香油各适量。

做法

❶ 紫菜洗净，撕碎，与虾皮一起放碗中；鸡蛋磕开，搅匀；黄瓜洗净，切片。

❷ 锅置火上，放油烧热，加入葱花炝香，放适量水烧开，淋入鸡蛋液。

❸ 待蛋花浮起时，放黄瓜片，加盐、香油，把汤倒入紫菜碗中即可。

功效 紫菜富含碘，被人体吸收后可合成甲状腺激素，有助于促进胎儿甲状腺的生长发育。

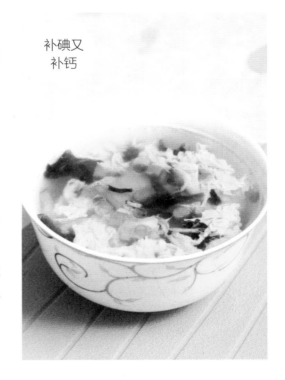

补碘又
补钙

锌 促进生长、预防畸形

每日推荐 摄入量	孕 1~10 月 9.5 毫克

作用： 锌可以促进胎宝宝神经系统的健康，预防先天畸形。锌对于骨骼和牙齿的形成、头发的生长都是有帮助的。

常见食物： 牡蛎、动物肝脏、牛瘦肉、蛋、鱼及粗粮等食物含锌丰富，核桃、瓜子等坚果类也含锌较多。

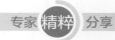
专家 精粹 分享

育儿过程中也要防止孩子缺锌

孕妈妈将来在养育孩子的过程中要注意，小孩子偏食厌食要排查是否缺锌，锌是婴幼儿生长发育过程中必不可少的物质。缺锌可引起食欲减退、免疫功能降低，严重缺锌可影响智力发育，导致性成熟延迟等问题。

食谱推荐

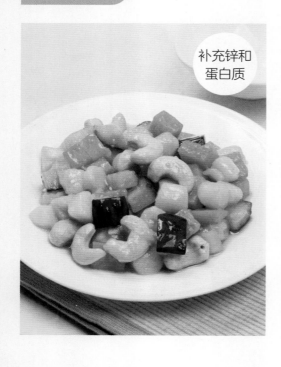
补充锌和蛋白质

腰果鲜贝

材料 鲜贝 250 克，熟腰果 50 克，黄瓜、胡萝卜各 100 克。

调料 姜片、料酒各 5 克，盐 3 克，水淀粉 15 克。

做法

❶ 鲜贝洗净，放入沸水中烫一下，捞出沥干；黄瓜洗净，切成丁；胡萝卜洗净，去皮，切成丁。

❶ 锅置火上，放油烧热，爆香姜片，放入鲜贝和料酒翻炒均匀。

❸ 再放入腰果、黄瓜丁和胡萝卜丁，加盐调味，最后用水淀粉勾芡即可出锅。

牡蛎萝卜丝汤

材料 白萝卜200克，牡蛎肉50克。

调料 葱丝、姜丝各10克，盐2克，香油少许。

做法

❶ 白萝卜洗净，去皮，切丝；牡蛎肉洗净泥沙。

❷ 锅置火上，加适量清水烧沸，倒入白萝卜丝煮至九成熟，放入牡蛎肉、葱丝、姜丝，煮至白萝卜丝熟透，用盐调味，淋上香油即可。

功效 牡蛎中的锌含量较高，锌可以促进胎宝宝大脑发育，还可以防止孕妈妈倦怠；白萝卜富含膳食纤维，可以调理肠胃。

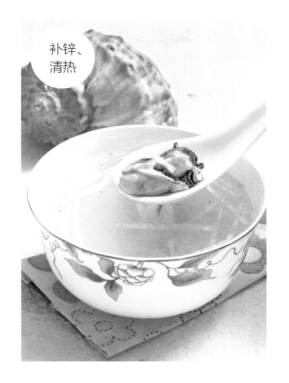

补锌、清热

核桃花生小米粥

材料 核桃仁、花生米各30克，小米40克。

做法

❶ 核桃仁稍微掰碎；小米洗净；花生米泡2小时。

❶ 将小米放入锅中，加足量水，大火煮15分钟，加入核桃仁、花生米，大火烧开，转用小火慢慢熬至粥稠即可。

功效 核桃所含的锌和锰是脑垂体的重要成分；花生中的谷氨酸和烟酸可促使细胞发育、增强大脑记忆力。二者搭配食用，健脑益智效果好。

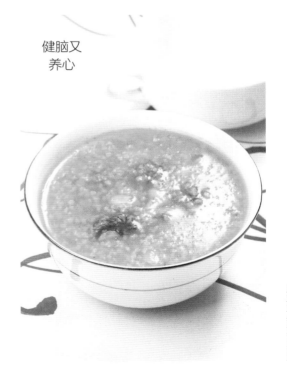

健脑又养心

维生素 A　促进胎宝宝视力发育

每日推荐 摄入量	孕 1~3 月 700 微克	孕 4~10 月 770 微克

作用： 维生素 A 可以促进胎宝宝视力的发育，保证视紫红质的合成。维生素 A 还有助于胎宝宝骨骼和生殖系统的正常发育，能促进蛋白质的生物合成。

常见食物： 动物肝脏、猪肉、牛肉、羊肉、鸡蛋黄等富含维生素 A。西蓝花、胡萝卜、红薯、茴香、荠菜、芒果等富含 β－胡萝卜素，可在体内转化成维生素 A。

专家 精粹 分享

避免胡萝卜素血症

胡萝卜素血症是富含胡萝卜素的食物摄入过多引起的。胡萝卜素摄入过多可使血中胡萝卜素水平增高，导致黄色素沉积在皮肤和皮下组织而出现黄染，停止摄入富含胡萝卜素的食物后 2~6 周可自动缓解。

食谱推荐

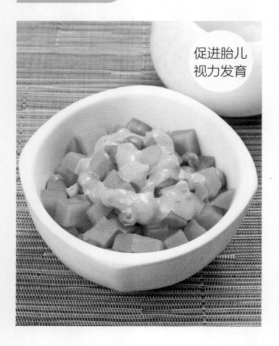

促进胎儿
视力发育

南瓜沙拉

材料　南瓜 300 克，胡萝卜 50 克，豌豆 30 克。

调料　沙拉酱 10 克，盐 3 克。

做法

❶ 南瓜去皮洗净，切成丁；胡萝卜洗净，削皮，切成丁。

❷ 锅置火上，加清水烧沸，将南瓜丁、胡萝卜丁和豌豆下沸水煮熟后捞出，凉凉。

❸ 将南瓜丁、胡萝卜丁、豌豆盛入碗中，加入沙拉酱、盐拌匀即可。

功效　南瓜含有丰富的钙、磷等，南瓜和胡萝卜中的胡萝卜素含量都很高，十分有利于胎儿的视力发育。

清炒双花

材料 西蓝花、菜花各 150 克。

调料 蒜片 5 克，盐少许。

做法

❶ 西蓝花和菜花掰成小朵，冲洗干净，放入开水锅中焯水，捞出过凉备用。

❷ 锅内倒油烧至六成热，加蒜片爆香，放入西蓝花和菜花，加盐翻炒均匀即可。

功效 这道菜富含膳食纤维、胡萝卜素和维生素 C，能促进宝宝视力发育，帮助孕妈妈排便。

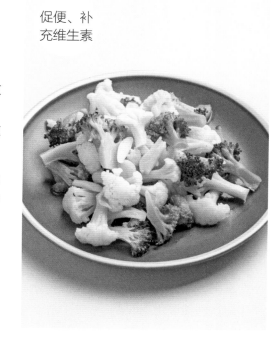

促便、补充维生素

胡萝卜猪肝粥

材料 猪肝、胡萝卜各 60 克，大米 50 克。

做法

❶ 猪肝洗净，焯水后切片；胡萝卜洗净，切碎；大米淘洗干净。

❷ 锅内倒入大米和适量清水，煮至软烂，放入猪肝片与胡萝卜碎，继续煮 5 分钟即可。

功效 胡萝卜中富含胡萝卜素，猪肝富含维生素 A 和铁，二者一起食用，不仅能为孕妈妈补充铁、预防贫血，还能促进胎儿的视力发育。

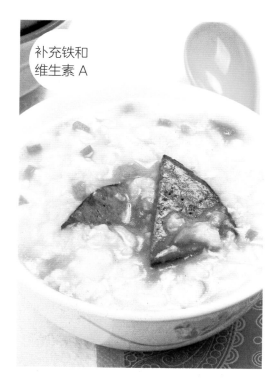

补充铁和维生素 A

叶酸 预防胎宝宝神经管畸形

每日推荐 摄入量	孕前 3 个月 400 微克	整个孕期 600 微克

作用：叶酸是一种水溶性维生素，对于细胞分裂和组织生长具有重要作用，是胎宝宝大脑发育的关键营养素。孕前 3 个月以及整个孕期补叶酸，可预防胎儿神经管畸形。

常见食物：橘子、橙子、柠檬、葡萄柚等柑橘类水果，大豆及豆制品，花生（花生酱）、葵花子等坚果类，菠菜、西蓝花、莴笋、油菜、四季豆等深色蔬菜，猪肝、鸡肝等动物肝脏。

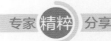
专家 精粹 分享

每天需要补充 400 微克叶酸制剂

很多食物中都含有天然叶酸，但叶酸具有不稳定性，遇光、遇热容易损失，食物经过烹调加工，其叶酸也会大量损失。所以仅靠食补，不一定能达到所需的量，孕妈妈需要每天补充 400 微克叶酸制剂。

食谱推荐

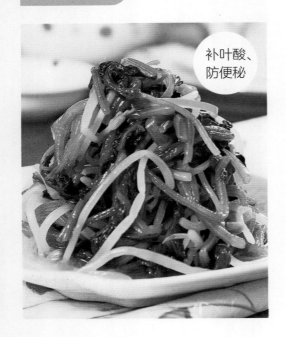

补叶酸、防便秘

菠菜拌绿豆芽

材料 菠菜 200 克，绿豆芽 100 克。

调料 白糖、醋、香油各 5 克，盐 2 克。

做法

❶ 菠菜择洗干净，放入沸水中焯透，捞出切段；绿豆芽掐头、根，烫熟。

❷ 将菠菜、绿豆芽盛入碗中，加入盐、醋、香油、白糖，拌匀即可。

功效 菠菜富含膳食纤维、叶酸，绿豆芽富含维生素 C、膳食纤维、B 族维生素等。本品可以预防便秘，还能为孕妈妈补充叶酸和维生素 C。

香菇炒油菜

材料 油菜 200 克，水发香菇 80 克。

调料 葱末、姜末、酱油、料酒各 5 克，盐 3 克，白糖少许。

做法

❶ 油菜择洗干净，切段；香菇洗净，去蒂，切块。

❷ 锅内倒油烧热，爆香葱末、姜末，加香菇块翻炒，倒酱油、料酒、白糖炒香，放入油菜段炒熟，加盐调味即可。

功效 孕妈妈常吃油菜，可以补充维生素 C、叶酸，增强免疫力。

补充
叶酸和
维生素 D

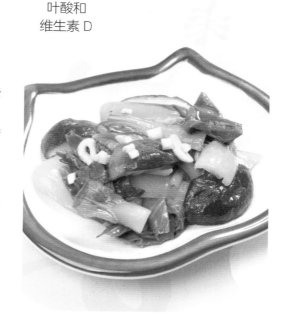

清炒苋菜

材料 苋菜 450 克。

调料 盐 2 克，蒜碎 5 克。

做法

❶ 苋菜洗净，稍焯，过凉，中间切一刀。

❷ 锅中放油烧热，下蒜碎爆香，放入苋菜段翻炒，出锅前加盐炒匀即可。

功效 中医认为，苋菜有清湿热、利大便的功效。这道菜富含叶酸、维生素 C 等，能帮助预防胎儿神经管畸形。

补叶酸、
清湿热

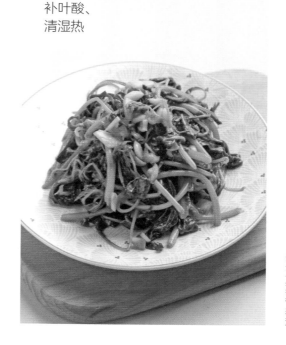

维生素 B₁ 维持神经系统正常功能

每日推荐 摄入量	孕 1~3 月 1.2 毫克	孕 4~7 月 1.4 毫克	孕 8~10 月 1.5 毫克

作用： 维生素 B_1 有助于促进胎宝宝生长发育。孕妈妈补充足够的维生素 B_1，还能减少分娩痛，缓解疲劳。

常见食物： 主要为粮谷类，但粮谷类加工程度越高，维生素 B_1 的含量就越少；瘦肉和动物内脏中含量也较丰富；豆类、坚果种子类和蛋类也是维生素 B_1 的良好来源。

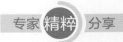

专家 精粹 分享

提高维生素 B₁ 摄取量的方法

1. 熬粥时不要放碱面，发面不宜加碱，应使用鲜酵母发面，以免破坏维生素 B_1。
2. 维生素 B_1 是水溶性维生素，煮面条时，大约有 50% 的维生素 B_1 会流失到面汤中，所以，如果吃面条，要喝些汤，充分摄取面汤中的营养素。
3. 由于高温油炸会严重破坏维生素 B_1，因此，不宜过多食用油条、油饼这些油炸食品。

食谱推荐

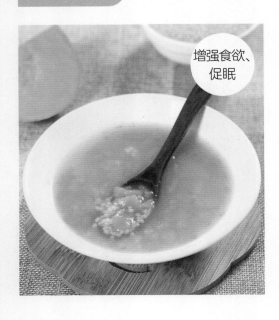

增强食欲、促眠

南瓜小米粥

材料 南瓜 200 克，小米 60 克。

做法

❶ 小米洗净；南瓜去皮、瓤和子，洗净，切小块。

❷ 锅置火上，倒入适量水煮沸，放入小米和南瓜块，大火煮沸后转小火煮至黏稠即可。

功效 小米富含维生素 B_1、维生素 B_2 等，可健脾胃、促眠；南瓜富含膳食纤维，能促进消化。二者搭配食用，有利于增强食欲、安神促眠。

香菇肉丝盖浇饭

材料 米饭 200 克，猪里脊肉 100 克，鲜香菇 50 克。

调料 葱花、姜末各 5 克，料酒、酱油各 10 克。

做法

① 将香菇洗净，去蒂，切成细丝；猪里脊肉洗净，切成细丝。

② 锅置火上，倒油烧热，放入葱花、姜末，炒出香味后放入香菇丝和里脊丝，迅速炒散，见肉色变白时倒入料酒，加入酱油，炒至断生即可停火，起锅浇在米饭上即可。

功效 香菇含有一定量的香菇多糖，搭配富含铁的猪肉做成盖浇饭，可补充热量、预防贫血。

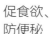
补充热量、促食欲

什锦燕麦饭

材料 大米 100 克，燕麦 50 克，虾仁 60 克，西葫芦 30 克，洋葱、豌豆各 20 克。

调料 生抽 5 克，白胡椒粉少许。

做法

① 大米洗净；燕麦洗净，浸泡 4 小时；将大米、燕麦和适量清水放入电饭锅煮熟，盛出。

② 豌豆洗净，入沸水煮 3 分钟；虾仁洗净，挑去虾线，切段，加白胡椒粉、少许油略腌；西葫芦、洋葱洗净，切成丁。

③ 锅内倒油烧至七成热，放入虾仁、洋葱丁、西葫芦丁翻炒，炒至洋葱丁微微透明，放入豌豆和燕麦饭，滴入生抽，翻炒片刻即可。

促食欲、防便秘

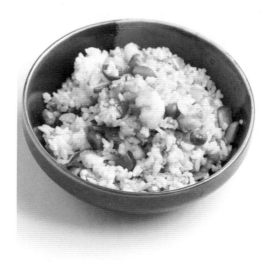

维生素 B₂ | 参与热量代谢，促进胎宝宝生长发育

每日推荐摄入量	孕 1~3 月 1.2 毫克	孕 4~7 月 1.4 毫克	孕 8~10 月 1.5 毫克

作用： 维生素 B_2 参与体内生物氧化与热量代谢，可提高孕妈妈对蛋白质的利用率，促进胎儿的生长发育。

常见食物： 动物肝脏、黄豆、葵花子、菌藻类、小米、玉米、酵母等。

食谱推荐

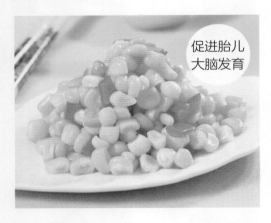

促进胎儿大脑发育

松仁玉米

材料 嫩玉米粒 200 克，黄瓜 50 克，去皮松仁 30 克。

调料 盐 3 克，白糖 5 克，水淀粉 10 克。

做法

❶ 玉米粒洗净，焯水，捞出；松仁炸香，捞出；黄瓜洗净，切丁。

❷ 油锅烧热，放玉米粒、黄瓜丁炒熟，加盐、白糖，用水淀粉勾芡，加松仁炒匀即可。

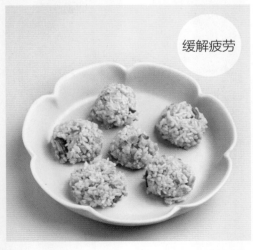

缓解疲劳

荞麦饭团

材料 荞麦 40 克，糯米 20 克，大米 50 克，鸡肉丁、洋葱丁、香菇丁各 30 克。

调料 生抽、香油各适量。

做法

❶ 荞麦、糯米洗净，浸泡 4 小时；大米洗净，浸泡 30 分钟。

❷ 将大米、荞麦、糯米放入蒸锅内，再放香菇丁、鸡肉丁、洋葱丁，加入适量水、生抽、香油搅匀，蒸熟，凉至温热，揉成饭团即可。

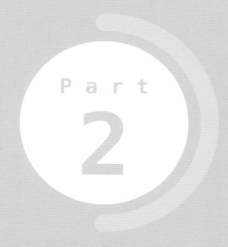

Part

2

孕早期

孕 1~3 月

胚胎发育遇上早孕
反应，怎么补营养

孕早期 饮食总指导

扫一扫，听音频

孕妈妈和胎宝宝的情况

孕早期，是形成受精卵和胎儿神经管分化的关键时期，也是大多数孕妈妈容易发生孕吐、先兆流产的时期。整体来说，胚胎发育缓慢，孕妈妈的基础代谢增加不明显，体重、乳房、子宫的增长都不多，因此饮食原则是均衡、种类尽可能丰富，但是不要强迫进食，应根据自身的食欲和妊娠反应程度进行调整。

营养对策

1. 相对于整个孕期，从营养素的量上看，此时需求量并不大，甚至跟怀孕之前没有太大差异，但是饮食质量上要有所提升。

2. 孕早期是胎宝宝神经管分化的关键期，一定要补充足量的叶酸。

3. 积极应对孕吐，避免呕吐导致的营养不良。

4. 早期胚胎发育所需的氨基酸全部需要母体供给，母体一旦摄入不足会导致胎宝宝生长发育迟缓，并影响中枢神经系统的发育。这种不良影响很难弥补，因此要注重优质蛋白质的补充。

5. 这个时期是胎儿最不稳定、容易流产的阶段，要减少易致敏食物以及富含大量添加剂的食物的摄入。

孕早期的营养素需求量

营养素	每日推荐量
蛋白质	55 克
脂肪	占总热量 20%~30%
碳水化合物	至少 130 克
维生素 A	700 微克
维生素 D	10 微克
维生素 B_1	1.2 毫克
维生素 B_2	1.2 毫克
维生素 B_6	2.2 毫克
叶酸	600 微克
维生素 C	100 毫克
钙	800 毫克
铁	20 毫克
碘	230 微克
锌	9.5 毫克
硒	65 微克

孕早期每日食物构成

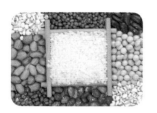

谷类、薯类及杂豆

250~400 克

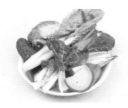

蔬菜

300~500 克

（绿叶蔬菜占 2/3）

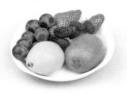

水果

200~350 克

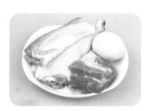

鱼禽肉蛋

120~200 克

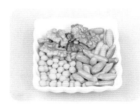

大豆及坚果

25~35 克

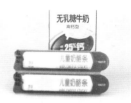

奶及奶制品

300 克

植物油

25~30 克

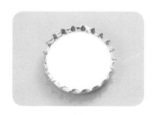

盐

＜ 6 克

水

1500~1700 毫升

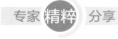 专家 精粹 分享

孕早期不必过分强调膳食平衡

孕早期孕妈妈的食欲往往不好，所以不必过分强调膳食平衡。轻度呕吐者在孕12~16 周孕吐可能会自行消失；反复呕吐者，若营养严重缺乏，并引起代谢紊乱的，应咨询产检医生和营养师。

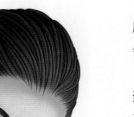

孕1月　让受精卵顺利着床怎么吃

胎宝宝：只是一个小胚芽

1. 怀孕 1~2 周：是从末次月经的第一天开始算的，所以前 2 周还不存在新生命，一直到满 2 周时孕妈妈才会排卵。

2. 第 3 周开始：一个强壮的精子来到孕妈妈体内，遇到了卵子才结合成为受精卵。从这以后还需要 5~7 天，不断分裂的受精卵才逐步在子宫内着床，这样算来，着床时已经是孕 2 月了。

孕妈妈：体内悄悄发生变化

1. 有的孕妈妈会有乳房硬硬的感觉，乳晕颜色会变深，乳房变得很敏感，触碰时有可能引起疼痛。

2. 大多数孕妈妈在这个月可能还没什么感觉。

3. 孕妈妈的卵巢继续分泌雌激素，以促进乳腺发育。

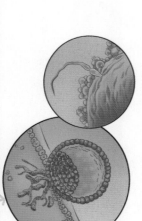

重点补充营养素

叶酸、蛋白质： 为受精卵着床做准备。

铁： 避免孕妈妈因缺铁导致缺铁性贫血，有利于胎儿的健康发育。

维生素 C： 改善孕妈妈易疲劳的症状，提高免疫力。

孕1月养胎指南

此时不需要太多营养，不用特别补

有的孕妈妈刚得知怀孕的消息，家里就开始迫不及待地给补营养。孕期饮食非常重要，摄入的营养不仅为孕妈妈自身提供所需的养分，还为宝宝的发育提供营养，毫无疑问，孕妈妈需要比平时消耗更多的热量，需要更多的营养。但是怀孕初期的3个月，所需营养与孕前相差不多，孕妈妈自身的营养储备即可满足，不需要特别补充营养。

持续补叶酸，每天达到600微克

叶酸的补充并不能仅限于孕前，孕早期补充叶酸也非常重要，此时正是受精卵发育分化的关键阶段，神经系统的分化也始于孕早期。如果缺乏叶酸，可能会导致胎宝宝神经管畸形。

孕妈妈对叶酸的需求量比正常人高，每日需要约600微克才能满足胎宝宝生长需求和自身需要。可以增加富含叶酸的食物，如芦笋、西蓝花、菠菜等，同时合理服用叶酸片。

每天增加微克110碘的摄入量

孕妈妈如果碘摄入不足，合成的甲状腺激素无法满足胎宝宝的需要，会影响其发育，碘严重缺乏会损害胎宝宝的神经系统。所以建议孕妈妈食用碘盐，同时每周吃1~2次海带等含碘高的海产品。但也不要过量食用，每天摄入碘230微克就够了，即在以前120微克的基础上再加110微克。

 辟谣 小分队

孕早期完全不能用药

理论上来说，孕早期是胎儿发育的敏感期，也是致畸敏感期，容易受到药物的影响，应该避免使用任何药物。但是当病情的威胁大于药物威胁的时候，应考虑用药，所以孕妈妈一定要正确看待孕期用药。

促进甲状
腺发育

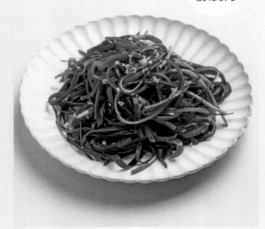

开胃促食

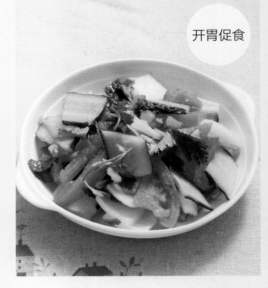

凉拌海带丝

材料 水发海带丝 200 克。

调料 蒜末 5 克，香菜末、醋各适量，香油、盐各 2 克。

做法

① 水发海带丝洗净，切段。

② 锅置火上，倒入适量水烧沸，加少许醋，放入海带丝焯水，捞出过凉，沥干水分，装盘，加醋、盐、香油拌匀，撒上香菜末、蒜末即可。

功效 海带富含碘，有助于胎儿甲状腺的发育。

凉拌番茄

材料 番茄 200 克，洋葱、黄瓜各 150 克。

调料 蒜末 10 克，盐 3 克，香菜段 20 克。

做法

① 番茄洗净，切片；洋葱洗净，切片；黄瓜洗净，切片。

② 将番茄片、洋葱片、黄瓜片、香菜段盛盘，倒入蒜末和盐，拌匀即可。

功效 番茄、杨梅、橘子、酸枣、青苹果等天然酸味食物能帮助孕妈妈提升食欲、促进消化。

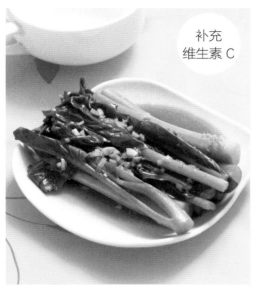

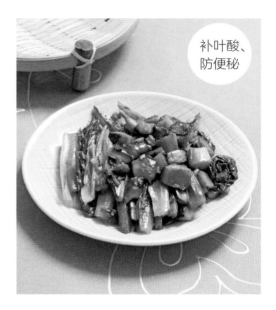

爽口芥蓝

材料 芥蓝 250 克。

调料 姜末、蒜末、盐、生抽、白糖各 3 克，蒸鱼豉油适量。

做法

❶ 将芥蓝洗净，放沸水中焯至断生后捞出。

❷ 锅内倒油，烧至六成热，下姜末、蒜末炒香，加生抽、盐、白糖、蒸鱼豉油和少许水，炒至汤汁浓稠后淋在芥蓝上即可。

功效 这道菜富含维生素 C 和叶酸，能改善孕妈妈易疲劳的症状。

香菇炒油麦菜

材料 油麦菜 200 克，水发香菇 80 克。

调料 蒜末、姜末、酱油各 5 克，香油少许，盐 3 克。

做法

❶ 油麦菜去蒂，洗净切段；水发香菇洗净，切丁。

❷ 锅内倒油烧热，爆香蒜末、姜末，倒香菇丁，加酱油翻炒，倒油麦菜段炒至断生，加盐、香油调味即可。

功效 油麦菜富含叶酸、膳食纤维，搭配富含氨基酸的香菇，可以提高孕妈妈的免疫力、预防便秘、促进胎儿的大脑发育。

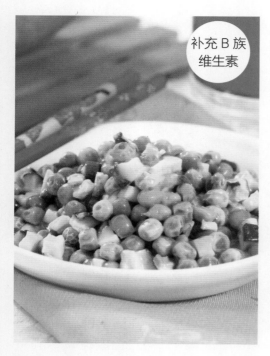

补充 B 族
维生素

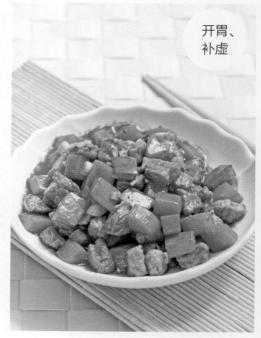

开胃、
补虚

香菇炒豌豆

材料 鲜香菇 300 克，豌豆粒 50 克。

调料 葱花、盐、花椒粉、水淀粉各适量。

做法

❶ 鲜香菇洗净，切丁；豌豆粒洗净。

❷ 炒锅倒入适量植物油，待油烧至七成热，放入葱花和花椒粉炒香。

❸ 倒入香菇丁和豌豆粒翻炒均匀，盖上锅盖，焖 5 分钟，用盐调味，用水淀粉勾芡即可。

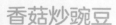 豌豆富含蛋白质和叶酸，香菇富含多种氨基酸和 B 族维生素，能有效提高孕妈妈的免疫力。

酱爆肉丁

材料 猪瘦肉 250 克，胡萝卜 100 克，柿子椒 30 克。

调料 甜面酱 15 克，料酒 10 克，葱末、姜末、蒜末、淀粉各 5 克，盐 2 克。

做法

❶ 猪瘦肉、胡萝卜、柿子椒分别洗净、切丁，将肉丁用淀粉、料酒、葱末、姜末、蒜末、盐拌匀。

❷ 锅置火上，倒油烧热，放胡萝卜丁煸炒至软，盛出。

❸ 锅内倒油烧热，放肉丁炒至变色，加甜面酱煸炒，放胡萝卜丁和柿子椒丁炒熟即可。

功效 这道菜有健脾养胃、补虚健体的功效。

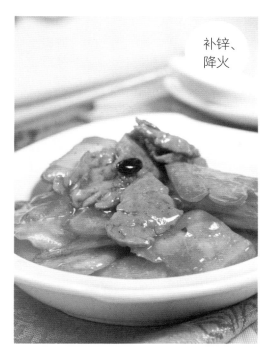

补锌、
降火

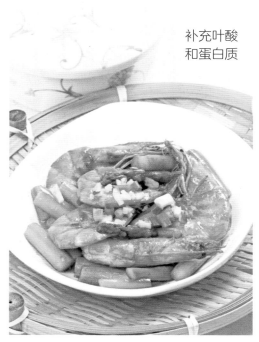

补充叶酸
和蛋白质

苦瓜炒牛肉

材料　苦瓜 200 克，牛肉 150 克。

调料　料酒、酱油、豆豉、水淀粉各 10
克，蒜末、姜末各 5 克，盐、胡椒
粉各 2 克。

做法

❶ 牛肉洗净，切片，加料酒、酱油、胡椒
粉、盐和水淀粉腌渍片刻；苦瓜去瓤，
切片，用盐腌渍 10 分钟，挤出水分。

❷ 锅内倒油烧热，放牛肉片炒至变色，
盛起。

❸ 锅留底油烧热，爆香蒜末、姜末、豆
豉，倒苦瓜片煸炒，加牛肉片炒熟
即可。

功效　苦瓜有清热去火、明目解毒的作用。
牛肉富含锌，能促进胎宝宝神经系统的
健康。

鲜虾芦笋

材料　鲜虾 200 克，芦笋 300 克。

调料　鸡汤、姜片、蒜碎、盐、淀粉、
蚝油各适量。

做法

❶ 鲜虾去壳，挑去虾线，洗净后抹干，用
盐、淀粉拌匀；芦笋洗净，切长条，焯
水沥干。

❷ 锅中倒油烧热，将虾仁倒入锅内滑熟，
捞起滤油；用锅中余油爆香姜片、蒜
碎，加入虾仁、鸡汤、盐、蚝油炒匀，
出锅浇在芦笋上即可。

功效　芦笋富含叶酸，虾富含矿物质和蛋
白质。二者搭配食用，有益于胎宝宝健康
发育，还能预防孕妈妈便秘。

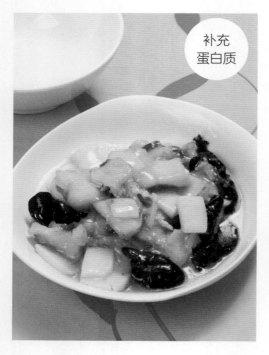

补充
蛋白质

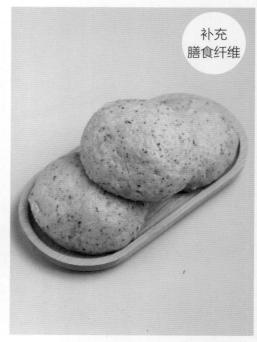

补充
膳食纤维

滑熘鱼片

材料 净草鱼肉片 250 克，山药 100 克，水发木耳 50 克，蛋清 1 个。

调料 葱丝、姜丝、蒜片、白糖各 5 克，料酒 10 克，盐 4 克，淀粉、水淀粉各适量，胡椒粉少许。

做法

1. 草鱼肉片用蛋清、姜丝、料酒、淀粉、胡椒粉和盐腌渍，焯水后捞出；山药洗净，去皮，切片；木耳洗净，撕小朵。

2. 油锅烧热，爆香葱丝、姜丝、蒜片，下鱼片、料酒、白糖翻炒，倒木耳和山药片炒熟，加盐调味，用水淀粉勾芡即可。

功效 这道菜富含蛋白质，能为孕妈妈补充营养，缓解疲劳。

黑豆渣馒头

材料 黑豆渣 50 克，面粉 150 克，玉米面 25 克，酵母 3 克。

做法

1. 将黑豆渣、面粉、玉米面和酵母加温水和成面团，覆上保鲜膜置于温暖湿润处，发酵至呈蜂窝状为止。

2. 取出面团，揉搓成圆柱状，用刀切成小块，揉成圆形或方形馒头坯。

3. 蒸锅水开后将馒头坯放在屉布上，中火蒸 20 分钟即可。

功效 黑豆渣、玉米面搭配面粉做成馒头，有利于稳定孕妈妈的血糖水平，还有促便的作用。

孕妇奶粉含有叶酸，可以跟叶酸片一起吃吗？

李大夫答

一般来说，孕期每天补充叶酸片 400 微克，再加上每天膳食中摄入的叶酸基本够用了。至于在此基础上再摄入其他食品时，强化的叶酸是否会造成过量，不同的人会有不同的结果。如果每天摄入的孕妇奶粉中叶酸的量不超过 400 微克，即总补充量不超过 800 微克，从理论上说没有问题。但具体到每个人，最好进行血清或红细胞叶酸的检查，并根据检查结果来决定个体化叶酸的摄入量。

能吃补气血的药膳吗？

李大夫答

是药三分毒，即使是中药也不能说是完全无害的，有一些常用的补气血的中药，对孕妈妈本身没有伤害，却会影响胎宝宝。建议最好不要随便用中药滋补，可以选一些药食同源的食物进行食补，例如红枣、红糖、红豆等。

怀孕后是否需要吃更多的奶制品？

李大夫答

胎儿的生长发育需要吸收大量的钙质，这会使孕妈妈的血钙水平降低。虽然孕妈妈会自动分泌一种激素，促使身体产生维生素 D，提高钙的吸收率，但适当吃奶制品还是十分必要的，不过每天摄入 300~500 克奶就足够了，不必太多。并且最好选择脱脂或半脱脂奶制品，它们含有同样多的矿物质，脂肪含量却很少。

Part 2 孕早期 孕1~3月 胚胎发育遇上早孕反应，怎么补营养

孕2月 呕吐严重，怎么让胎宝宝吸收营养

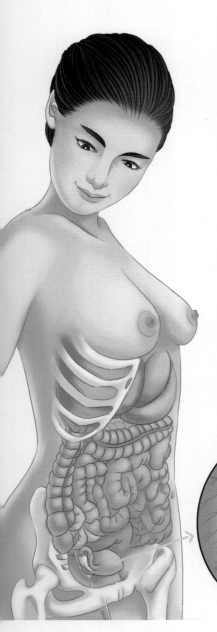

胎宝宝：有了扑通扑通的心跳

1. 眼睛：开始形成，但眼睑还没有形成。
2. 脊柱：慢慢形成。
3. 四肢：有刚开始出现的胎芽，即为四肢，但表面上呈不规则的凸起物。
4. 心脏：开始出现有规律的每分钟达 120 次的心跳了。

孕妈妈：乳房增大

1. 乳房增大，会有胀痛感，乳晕颜色加深，并有凸起的小结节。
2. 子宫如苹果大小，子宫壁薄而软，胚胎已初具人形。

重点补充营养素

蛋白质、碳水化合物：胎宝宝的肝、肺、心脏等器官开始形成，皆需这些关键营养素的补充。

叶酸：预防胎儿神经管畸形。

铁：预防缺铁性贫血。

维生素 B_6：缓解孕期呕吐。

孕 2 月养胎指南

蛋白质不必加量，但要保证质量

怀孕 2 个月已经出现了胎心、胎囊，胎宝宝的成长需要足够的蛋白质。此时孕妈妈所需的蛋白质不必增加数量，跟孕前一致即可，每天 55 克，但要保证质量。鱼虾类、去皮禽肉、瘦肉、蛋类、乳类、大豆及其制品都是优质蛋白质的良好来源，虽然谷类中的蛋白质不是优质蛋白质，但是谷类是一日膳食的重要部分，也是蛋白质的主要来源之一。因为谷物和其他食物的蛋白质能够互补，把谷物（缺乏赖氨酸）和豆类（富含赖氨酸）一起搭配来吃（比如红豆饭），可以获取高质量的蛋白质。

偏爱酸味食物并不奇怪

很多孕妈妈都会偏爱吃些酸味食物，觉得吃完舒服些，这可能是因为酸味食物能提升食欲、促进消化。喜欢吃酸味的孕妈妈，最好选择既有酸味又能加强营养的天然食物，比如番茄、樱桃、杨梅、橘子、酸枣、青苹果等，但不宜吃酸菜等腌制食品，因为腌制食品中的营养成分很低，致癌物质亚硝酸盐含量较高，过多食用对母胎均不利。

辟谣小分队

孕期食燕窝、海参，功效多多

对于燕窝和海参，不要过分放大它们的功效。比如燕窝中的蛋白质和维生素含量并不比大多数水果高；海参虽然蛋白质比较高、脂肪含量相对低，但是也没有多么神奇的功效，有研究显示，海参的营养价值相当于山药。一种食物即便营养再好，也不能取代其他食物，日常饮食的均衡才是获取营养的主要途径。

多吃高钾食物，避免水肿

早孕反应严重的孕妈妈，消化液大量丢失，加上进食受影响，容易导致钾的摄入量不足。若患有低钾血症，会出现全身无力、精神萎靡、乏力、头昏眼花、反应迟钝、烦躁不安等症，因此要注意钾的补充。在这个阶段，孕妈妈要尽量地迎合自己的口味，想吃什么就吃什么，同时尽量多吃一些高钾食物，比如黄豆、绿豆、香菇、香蕉、海带、土豆等，来补充身体丢失的钾，有助于预防孕期水种。

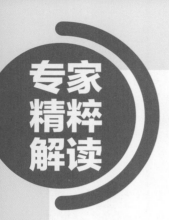
有早孕反应怎么办

扫一扫，听音频

早餐吃点固体食物能减少干呕

有早孕反应的人，一般晨起呕吐严重，而固体食物如馒头、饼干、烧饼、面包片等，可缓解孕吐反应。不断呕吐会造成体液丢失过多，要注意补水，但是固体食物和液体食物最好不同食，汤和水在两餐之间饮用。

补充碳水化合物，避免酮症酸中毒

孕吐严重甚至影响进食的时候，也要保证碳水化合物的摄入，以供给大脑所需，否则容易发生酮症酸中毒。每天至少保证 130 克碳水化合物的摄入，选择易消化的米、面等，各种根茎类蔬菜和水果中也富含碳水化合物，孕妈妈可以根据自己的口味加以选择。

约为 130 克碳水化合物的摄入方案

种类	碳水化合物含量
大米 60 克	44 克
土豆 50 克	9 克
花卷 50 克	23 克
葡萄干 10 克	8 克
葡萄 50 克	9 克
苏打饼干 50 克	38 克

增加 B 族维生素可减轻反应

B 族维生素可以有效改善孕吐，特别是维生素 B_6 有直接的镇吐效果，而维生素 B_1 可改善胃肠道功能，缓解早孕反应。除了服用复合维生素制剂补充外，还要注重膳食补充，鸡肉、鱼肉、鸡蛋、豆类等都是 B 族维生素的好来源。

专家 精粹 分享

妊娠剧吐要就医

如果出现妊娠剧吐就需要就医了，比如孕吐呈持续性，无法进食或喝水，体重下降超过 2.5 千克；出现严重的电解质紊乱和严重的虚脱，甚至发生生命体征的不稳定；孕吐物除食物、黏液外，还有胆汁和咖啡色渣物，这时应及时到医院检查。

孕2月
营养食谱

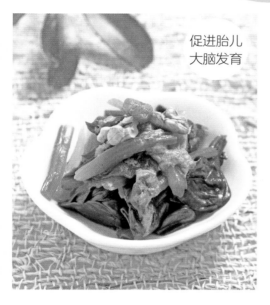

促进胎儿
大脑发育

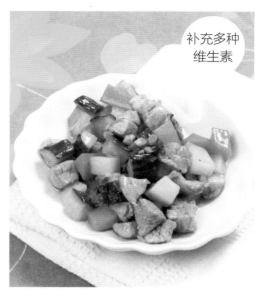

补充多种
维生素

桃仁菠菜

材料 菠菜300克,核桃仁30克,枸杞子5克。

调料 白糖、盐各3克,芝麻酱10克,生抽、醋各5克,香油少许。

做法

❶ 菠菜洗净,焯烫15秒,捞出过凉水;核桃仁、枸杞子盛入碗中,加入热水浸泡。

❷ 芝麻酱盛入碗中,调入生抽、醋、白糖、盐、香油、芝麻酱调匀,制成酱汁。

❸ 将菠菜从凉水中捞出、沥干,切段,盛入盘中,加上酱汁,撒上泡过的核桃仁和枸杞子即可。

功效 菠菜富含叶酸、维生素C等成分,核桃富含不饱和脂肪酸,有利于促进胎儿大脑发育。

炒三丁

材料 鸡胸肉、胡萝卜、黄瓜各100克,土豆50克。

调料 盐3克,葱花、姜末各适量。

做法

❶ 将胡萝卜、鸡胸肉、黄瓜分别洗净,切成丁;土豆洗净,去皮,切丁。

❷ 锅内倒油烧热,下入胡萝卜丁、土豆丁、葱花、姜末翻炒,待胡萝卜丁八成熟时,放入鸡丁继续翻炒。

❸ 待鸡丁熟后,加入黄瓜丁,略炒片刻,调入盐即可。

功效 黄瓜含有维生素C,胡萝卜含有胡萝卜素,搭配富含优质蛋白质的鸡肉做菜,有助于孕妈妈补充多种维生素,促进新陈代谢。

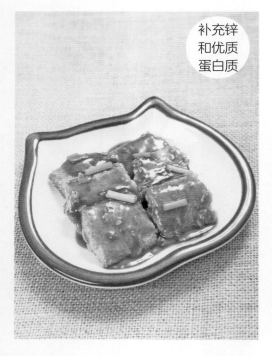

补充锌
和优质
蛋白质

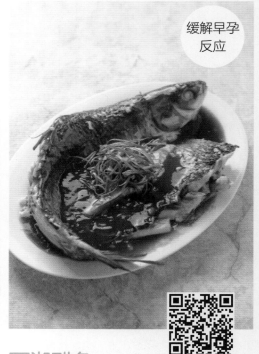

缓解早孕
反应

扫一扫，看视频

红烧带鱼

材料　净带鱼段 400 克，鸡蛋 1 个。

调料　葱段、姜片、蒜瓣、老抽、白糖、醋、料酒各 10 克，盐 3 克，淀粉适量。

做法

❶ 带鱼洗净，用料酒和盐腌渍 20 分钟；鸡蛋磕入碗内打散，将腌好的带鱼放入碗内；将老抽、白糖、料酒、盐、醋、淀粉和适量清水调成味汁。

❷ 锅置火上，倒油烧至六成热，将裹好蛋液的带鱼段下锅煎至两面金黄，捞出。

❸ 锅内留底油烧热，下姜片、蒜瓣爆香，倒入味汁，放带鱼段，烧开后改小火炖 10 分钟左右，汤汁浓稠时，撒葱段即可出锅。

西湖醋鱼

材料　活草鱼 1 条（约 700 克）。

调料　姜块 15 克，姜末、白糖各 5 克，料酒、酱油各 10 克，醋 25 克，水淀粉、葱丝各适量。

做法

❶ 草鱼治净，对半开子母片（一边带骨为母片，一边不带骨是子片）备用。

❷ 锅中加清水烧开，先下母片后下子片，下姜块、料酒略煮，用小火烧至鱼熟，出锅装盘备用。

❸ 锅上火，取煮鱼的原汤 350 克，加入酱油、料酒、白糖、姜末及醋烧开，用水淀粉勾芡后浇到鱼身上，撒上葱丝即可。

预防酮症
酸中毒

补充热量、
预防便秘

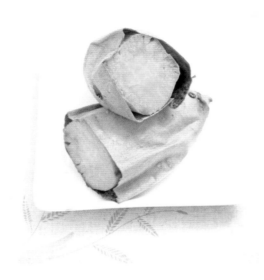

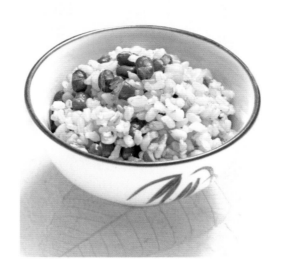

微波烤红薯

材料　红薯 150 克。

做法

　　红薯洗净，沥干水分，用食品专用锡纸包好，放入烤盘中，送入微波炉，用中火烘烤 4 分钟，翻面再用中火烘烤 4 分钟，取出食用即可。

功效 红薯富含淀粉，可以补充碳水化合物，特别适合作为加餐补充营养，避免呕吐严重引起的酮症酸中毒。

特别提醒 孕妈妈应避免一次食用过多，以免发生胃灼热、吐酸水、腹胀等不适症状。

薏米红豆糙米饭

材料　大米 100 克，糙米、薏米各 50 克，红豆 25 克。

做法

① 大米、薏米、糙米、红豆分别淘洗干净。

② 把大米、薏米、红豆和糙米一起倒入高压锅中，倒入没过米面两个指腹的清水，盖上锅盖，以中火煮熟即可。

功效 糙米、薏米、红豆都含有膳食纤维，搭配大米做成饭，既能帮孕妈妈补充热量，也能促进肠道蠕动、预防便秘。

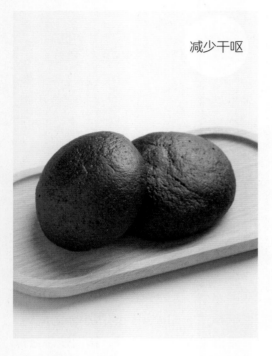

减少干呕

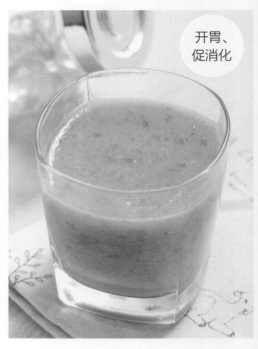

开胃、
促消化

黑米面馒头

材料 面粉150克，黑米面75克，酵母
适量。

做法

❶ 酵母用35℃的温水化开并调匀；面粉
和黑米面倒入盆中，慢慢地加酵母水
和适量清水搅拌均匀，揉成光滑的
面团。

❷ 将面团平均分成若干小面团，揉成团，
制成馒头生坯，醒发30分钟，送入烧
沸的蒸锅蒸15~20分钟即可。

功效 有早孕反应的人适当吃点固体发面
食品，如黑米面馒头、饼干、面包片等，
可缓解孕吐反应。

番茄橘子汁

材料 橘子、番茄各100克。

做法

❶ 橘子去皮，分瓣，除子，切块；番茄洗
净，去蒂，用开水烫一下，去皮，切
小丁。

❷ 将上述食材放入榨汁机中，加入适量饮
用水，搅打成汁即可。

功效 这款果蔬汁富含膳食纤维、维生
素C，有促进排便、开胃促食的作用。

孕吐期间体重没增加怎么办？

李大夫答

孕期的呕吐、恶心感造成了孕妈妈无法保证饮食均衡，有的孕妈妈体重不仅没长，甚至会有所降低，不要对此过分担忧，短期内摄入不足时，身体原来储存的营养足以维持胎宝宝和孕妈妈的营养，而且胎宝宝在前几个月长得也很慢，对营养的需求不是很大。

误把怀孕征兆当成了感冒，吃了感冒药，孩子还能要吗？

李大夫答

首先要明确的是，吃药不一定会造成胎儿畸形，因为胎儿到底会不会受影响，与感冒药的成分、剂量、服用时间等有关系，可咨询医生。如果用药剂量小、时间短、药性温和，可先跟踪胎宝宝的发育情况，再决定是否保胎。不能因为"莫须有"的罪名而随意终止妊娠。

早孕反应比较大，基本就是坐或躺，运动少，出现了便秘，怎么办？

李大夫答

这是怀孕带来的"甜蜜负担"之一，可通过吃西梅、酸奶、红薯、青菜等进行饮食调养，同时保持良好的排便习惯，尽量多运动，一般都会收到不错的效果。如果这样还不管用，可在医生指导下使用开塞露或益生菌制剂，不可随意服用泻药，否则容易引发流产。

怀孕后总是感觉肌肉酸痛、浑身乏力，吃什么可以调节？

李大夫答

孕早期由于体内激素剧变，很多孕妈妈有乏力、疲倦等感觉，这属于正常现象。从营养角度来说，倦怠可能与B族维生素缺乏有关，特别是维生素 B_1 的缺乏。维生素 B_1 缺乏会影响碳水化合物的氧化代谢，导致热量利用不足。孕妈妈可以多吃些粗粮，如新鲜玉米、小米、燕麦等，以补充维生素 B_1。

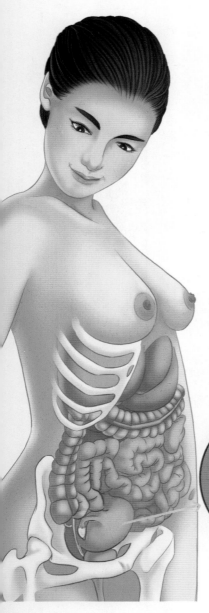

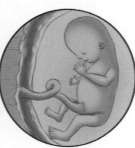

流产高发期怎么吃

胎宝宝：大脑迅速发育

1. 大脑：大脑的脑细胞数量快速增加，占身体一半左右。

2. 脸：已经形成了眼睑、唇、鼻和下腭。

3. 脐带：有一根动脉、两根静脉连接着妈妈和宝宝，妈妈通过脐带给宝宝输送营养，宝宝通过脐带排泄废物。

4. 肾和输尿管：发育完成，开始有排泄现象。

5. 四肢：腿在不断生长着，脚可以在身体前部交叉了。

孕妈妈：小腹部微微隆起了

1. 乳房更胀大了，乳房和乳晕的颜色加深，可以换更大点、更舒适的内衣穿了。

2. 腹部没有明显的变化。此时，按压子宫会感觉到胎宝宝的存在。孕 11 周前后，有的孕妈妈腹部可能会出现妊娠纹，腹部正中会出现一条深色的竖线。

重点补充营养素

钙和维生素 D：有助于胎宝宝骨骼发育。

脂肪：胎宝宝身体迅速生长，需要补充脂肪。

维生素 B_{12}：促进红细胞的发育，预防贫血。

蛋白质：胎宝宝脑细胞发育、肌肉组织增长都需要大量的蛋白质。

孕3月养胎指南

为两个人吃饭≠吃两个人的饭

胎宝宝主要通过胎盘从母体吸收养分，因此孕妈妈的营养直接影响胎宝宝的发育情况，可以说是一人吃两人补，但这里的为两个人吃饭不等于吃两个人的饭，孕期饮食要重质、重营养均衡，而不是一味加量。

主食中多点儿粗粮

适当增加粗粮的摄入，可以防止孕期便秘，还能防止体重增长过快。玉米、燕麦、荞麦、红豆、绿豆等都是很健康的粗粮，可以占全天主食总量的三分之一甚至一半，但不要超过一半。

水果糖分高，要限量

很多孕妈妈认为孕期大量吃水果可以让胎宝宝皮肤好，其实水果不能过量食用，因为水果中糖分含量较多，进食过多容易引起肥胖和妊娠糖尿病。一般来说，每天最好吃几种不同的水果，总量在200~350克，并且最好当加餐吃。如果在此基础上多吃了水果，就要相应减少主食的摄入量，以维持每日摄入的总热量不变，以免引起肥胖。

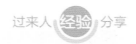

不管渴不渴都要主动喝水

孕妈妈要多喝水，每天基本要达到1500~1700毫升水（7~8杯）的量。怀孕之前我也达不到一天七八杯水的饮水量，但是怀上两个宝宝以后，我就时刻提醒自己多喝水，比如每天早上起来，我会先喝一杯温开水润润肠道，其他时间也随时把水杯放在手边，想起来就喝几口，少量多次喝，所以孕期我没有出现便秘的情况，而且明显感觉皮肤也不干了。

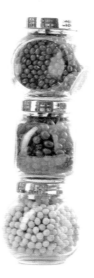

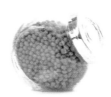

适当增加粗粮的摄入，可以防止孕期便秘，还能防止体重增长过快

远离易致畸和
过敏的食物

远离容易导致胎儿畸形的食物

含有弓形虫的食物：食用所有的肉类时，都必须彻底熟透方可食用。生鱼片或者涮火锅时没有煮熟的牛羊肉都可能传染弓形虫。

受污染的食物：被重金属污染的海鱼，被镉污染的大米，被农药污染的果蔬等。

久存霉变的食物：超过保质期的食物，发黄的蔬菜，尤其是发芽的土豆和花生，发芽的土豆中龙葵素含量高，久存变质的花生则会致癌。

避免食物过敏

有些过敏体质的孕妈妈可能会对某些特定食物过敏。因此过敏体质的孕妈妈要注意：

1. 一定不要进食曾经引起过敏的食物。

2. 不要食用从未吃过的食物。

3. 食用蛋白含量高的食物，比如动物肝脏、蛋类、鱼类的时候，一定要彻底熟透。

×××容易导致流产

关于一些食物导致流产的说法目前很盛行，一部分来自于中医的"活血化瘀"理论，另一部的理论基础则来源不明，更像是民间说法，甚至有一点儿"以讹传讹"。目前关于此类说法，无论是前者还是后者，均没有严谨的科学证据来证实。另外，在无此说法的国家和民族，并未发现因为吃某种食物而引起流产的现象。但出于尊重饮食风俗和习惯的考虑，孕妈妈可以根据个人意愿，自行避免如薏米、螃蟹、甲鱼、山楂、桂圆、马齿苋等食物的摄入。

孕3月
营养食谱

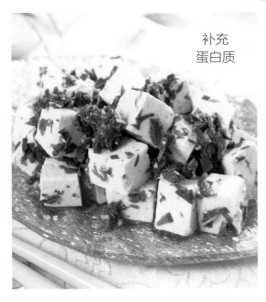

补充
蛋白质

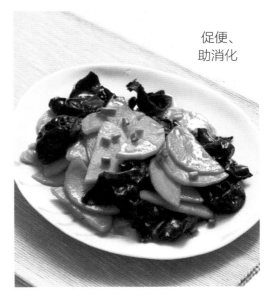

促便、
助消化

香椿拌豆腐

材料 香椿100克，豆腐300克。

调料 盐3克，香油少许。

做法

① 香椿择洗干净，入沸水焯烫后捞出，沥干，切碎；豆腐洗净，切成丁，入沸水略焯，捞出沥干。

② 将香椿碎、豆腐丁中加盐、香油，拌匀即可。

功效 这道菜含有蛋白质，能帮助促进胎儿的发育。

胡萝卜烩木耳

材料 胡萝卜200克，水发木耳50克。

调料 姜末、葱末、盐、白糖各3克，生抽5克，香油少许。

做法

① 胡萝卜洗净，切片；木耳洗净，撕小朵。

② 锅置火上，倒油烧至六成热，放入姜末、葱末爆香，下胡萝卜片、木耳翻炒。

③ 加入生抽、盐、白糖翻炒至熟，点香油调味即可。

功效 胡萝卜富含胡萝卜素，搭配木耳炒食，有促便、助消化的作用。

Part 2 孕早期 孕1~3月 胚胎发育遇上早孕反应，怎么补营养

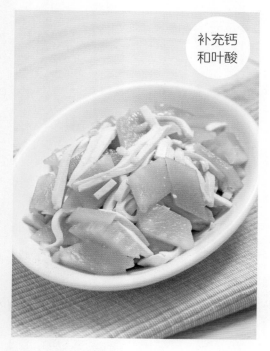

补充钙
和叶酸

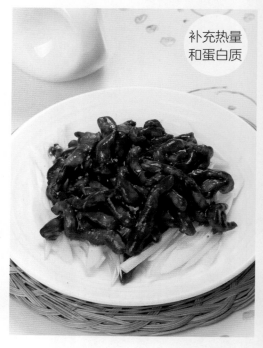

补充热量
和蛋白质

豆腐干炒莴笋

材料　豆腐干 250 克，莴笋 200 克。

调料　盐 2 克，酱油、蒜末各适量。

做法

❶ 莴笋去皮，洗净，切成菱形片；将豆腐干洗净，切成丝。

❷ 锅置火上，放油烧热，爆香蒜末，放入豆腐干、盐、酱油炒匀，倒入莴笋片炒熟即可。

功效 豆腐干富含钙质，莴笋的叶酸含量高，搭配炒食，能促进胎宝宝的骨骼发育，还能帮助预防胎儿畸形。

京酱肉丝

材料　里脊肉 200 克，葱白 50 克。

调料　甜面酱 20 克，淀粉 10 克，白糖、料酒各 5 克。

做法

❶ 里脊肉洗净，切丝；葱白去老皮，洗净，切丝，装盘。

❷ 肉丝加料酒、淀粉上浆，滑熟，盛出；油锅加甜面酱、白糖、料酒翻炒，放肉丝炒熟。

❸ 将肉丝放在盛有葱丝的盘中即可。

功效 富含蛋白质的猪肉做成美味的京酱肉丝，既能补充热量，也能帮助孕妈妈补充蛋白质。

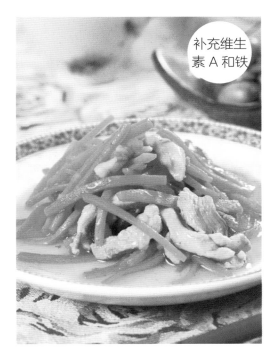

补充维生素 A 和铁

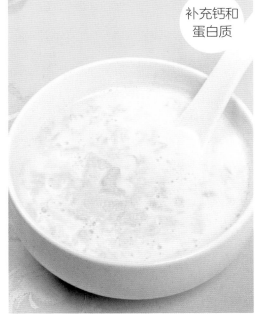

补充钙和蛋白质

胡萝卜牛肉丝

材料 胡萝卜 100 克，牛肉 200 克。

调料 酱油、淀粉、料酒、葱段各 10 克，姜末 5 克，盐 3 克。

做法

❶ 牛肉洗净，切成丝，用葱段、姜末、淀粉、料酒和酱油调味，腌渍 10 分钟；胡萝卜洗净，去皮，切成细丝。

❷ 锅内倒油烧热，放入牛肉丝迅速翻炒，倒入胡萝卜丝炒至熟，加盐调味即可。

功效 胡萝卜中的胡萝卜素含量很高，胡萝卜素可以在人体内转化为维生素 A，与富含铁的牛肉一起用油烹调，可以提高胡萝卜素的吸收率，促进胎宝宝的视力发育，还能预防孕妈妈贫血。

牛奶鸡蛋羹

材料 鸡蛋 2 个，香蕉 1 根，牛奶 300 克。

做法

❶ 鸡蛋打匀备用；香蕉去皮，切几片薄片备用，其余的用勺子压成泥。

❷ 将牛奶倒入鸡蛋液中，再加入香蕉泥和香蕉片搅匀。

❸ 锅中水烧开，再将搅拌好的香蕉牛奶蛋液隔水蒸，大火蒸 10 分钟后关火，再闷 5 分钟即可。

功效 牛奶与鸡蛋同蒸，加入香蕉，不仅可为人体提供蛋白质，还能增加矿物质钾、镁、钙的摄入量，口感也很嫩滑。

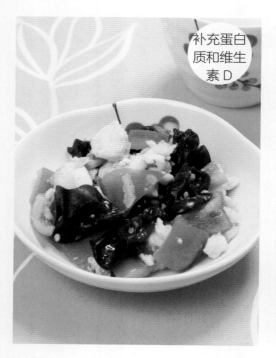

补充蛋白质和维生素 D

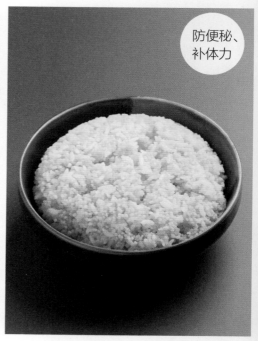

防便秘、补体力

清炒鱼块

材料 净鲢鱼肉 300 克，水发木耳 20 克，柿子椒 30 克，蛋清 1 个。

调料 葱丝、姜丝、蒜片、白糖各 5 克，料酒 10 克，盐 4 克，淀粉适量。

做法

❶ 鲢鱼肉洗净切块，用蛋清、姜丝、料酒、淀粉和少许盐腌渍 20 分钟；柿子椒洗净，去蒂及子，切片。

❷ 锅置火上，加水烧开，下鱼片焯熟后捞出控干；木耳焯水后捞出。

❸ 锅内倒油烧热，爆香葱丝、蒜片，倒入鱼块，加盐、白糖翻炒，倒入木耳和柿子椒片，炒熟即可。

 鲢鱼肉中含有优质蛋白质和维生素 D，搭配木耳和柿子椒炒食，有促进钙吸收和胎儿发育的作用。

二米饭

材料 大米 100 克，小米 60 克。

做法

❶ 大米、小米混合淘洗干净，用水浸泡 20 分钟。

❷ 在电饭锅中加入适量清水，放入大米和小米，按下"蒸饭"键，跳键后即可。

功效 做米饭时加一把小米，膳食纤维、B 族维生素含量更丰富，可帮孕妈妈预防便秘，还能补充热量。

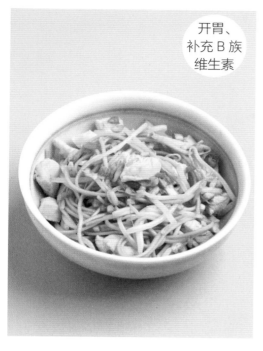

开胃、
补充 B 族
维生素

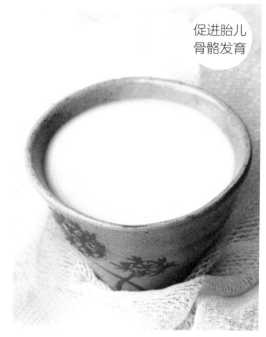

促进胎儿
骨骼发育

荞麦担担面

材料 荞麦粉 80 克，面粉 150 克，鸡胸
肉、绿豆芽各 50 克。

调料 生抽、花椒粉、香油、蒜末、盐、
葱花各适量。

做法

❶ 将荞麦粉和面粉混合，加入适量清水揉
成面团，用面条机压成面条。

❷ 鸡胸肉洗净，煮熟，切小丁；绿豆芽洗
净，入沸水烫一下，捞出。

❸ 碗中放入生抽、花椒粉、香油、蒜末、
葱花、盐，调成味汁。

❹ 将荞麦面条放入开水中煮熟，捞出，放
碗中，加入鸡丁、绿豆芽，调入味汁
即可。

牛奶花生豆浆

材料 净黄豆 60 克，花生米 20 克，牛
奶 250 克。

调料 白糖 5 克。

做法

　　把花生米和黄豆洗净，倒豆浆机中，
加水至上下水位线之间，煮至豆浆机提示
豆浆做好，加白糖调味，倒牛奶搅匀即可。

功效 牛奶富含钙，黄豆、花生也含有一
定量的钙，三者搭配做成豆浆，能促进胎
宝宝的骨骼发育。

妈妈多吃一点，胎宝宝会不会长得更快一些？

李大夫答

胎宝宝的生长发育速度是一定的，除非孕妈妈患有严重的营养不良，影响胎宝宝的生长发育。只要食物中含有基本的营养，胎宝宝不会因为妈妈吃什么、吃多少而改变正常的生长发育速度。所以，怀孕时不要吃太多，否则只能使自身体重快速增加，还可能导致妊娠糖尿病。而且需要剖宫产时，太胖也可能会影响手术。

几乎没什么妊娠反应，只是偶尔有轻微的恶心，是不是胎儿没有发育啊？

李大夫答

妊娠反应每个人都不一样，有的人可能整个孕期都会呕吐，也有的人并不呕吐。这和孕妈妈体内的激素水平有关，但并不能完全反映胎宝宝发育的好坏。不需要因为自己反应不强烈而担心。如果实在放心不下，就去医院检查一下。

怀孕的头 3 个月就长了 4 千克，这要算在整个孕期体重增长里吗？

李大夫答

当然要算在整个孕期体重增长中。而且前期的胎宝宝长得很慢，这 4 千克差不多都长在你身上了，容易导致孕期肥胖。你要做的是去看营养门诊，开出营养餐单，合理控制饮食和体重，别让后几个月体重飞速猛增。

我就爱吃酸的，该怎么选择酸味食物呢？

李大夫答

很多新鲜的酸味蔬果都含有丰富的维生素 C，可以增强母体的抵抗力，促进胎儿生长发育；酸奶富含钙、优质蛋白质、多种维生素和碳水化合物，还能帮助人体吸收营养，很适合孕妈妈适量食用。

也有些"酸"的食物不太适合经常吃，如腌制的酸菜、泡菜等，营养价值低，不建议孕妈妈食用。

Part

3

孕中期

孕 4~7 月

胎宝宝生长加速期，
怎么补才跟得上

孕中期 饮食总指导

扫一扫，听音频

孕妈妈和胎宝宝的情况

进入孕中期，胎宝宝也进入了急速生长期，体重会从3月末的20克左右增长到1000克左右，所以这个阶段所需的营养逐渐多起来了。

与此同时，孕妈妈的子宫增大、乳房增大、体重增加，一般孕早期可能增重0.8~2千克，而孕中期则会增加6.4千克左右。孕妈妈也告别了初期的呕吐等不适反应，进入了相对比较舒服、胃口也好起来的阶段，但由于肠蠕动减弱、全身活动减少以及胎儿的压迫，容易造成便秘。

营养对策

1. 孕妈妈胃口变好，食欲大增，但是也极易增重过多，导致肥胖、妊娠糖尿病、妊娠高血压等，所以饮食上要吃得够用，又不要过多。

2. 胎宝宝生长发育很快，孕妈妈的饮食要相应增加热能以满足需要。

3. 增加蛋白质的摄入量，尤其是优质蛋白质的比例要提高，以促进胎宝宝大脑和身体发育的需要。

4. 孕中期开始，孕妈妈要储备热量为生产做准备，因此要保证脂肪的供给量。

5. 矿物质和维生素是孕妈妈和胎宝宝健康发育的必备物质，孕中期尤其容易出现缺铁、缺钙等症状，因此在均衡营养的基础上，要侧重补充钙、铁等营养素，碘、锌等营养素也要避免缺乏；叶酸要继续补，一直持续整个孕期。

孕中期的营养素需求量

营养素	每日推荐量
蛋白质	70克
脂肪	占总热量20%~30%
碳水化合物	至少130克
维生素A	770微克
维生素D	10微克
维生素B_1	1.4毫克
维生素B_2	1.4毫克
维生素B_6	2.2毫克
叶酸	600微克
维生素C	115毫克
钙	1000毫克
铁	24毫克
碘	230微克
锌	9.5毫克
硒	65微克

孕中期每日食物构成

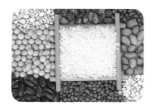

谷类、薯类及杂豆

250~400 克

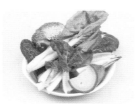

蔬菜

300~500 克

（绿叶蔬菜占 2/3）

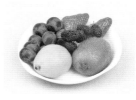

水果

200~350 克

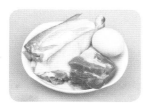

鱼禽肉蛋

150~200 克

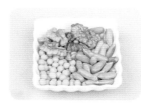

大豆及坚果

25~35 克

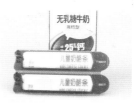

奶及奶制品

300~500 克

植物油

25~30 克

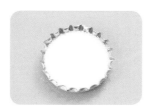

盐

< 6 克

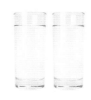

水

1500~1700 毫升

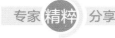 专家 **精粹** 分享

孕妈妈吃点就饱怎么办

孕中期虽然孕吐反应减轻了，但是随着子宫增大，胃部受到挤压，孕妈妈总是感觉胃口挺好的但吃点就胀满，那就要采取少吃、勤吃的策略了，既保证营养素摄入，又减少胃部不适。

鱼、禽、肉、蛋交替食用，每周至少吃 1 次动物内脏和动物血，以补充维生素 A 和铁；至少吃 1 次海产品，以补充碘、锌等微量元素。控制盐的摄入，避免水肿。

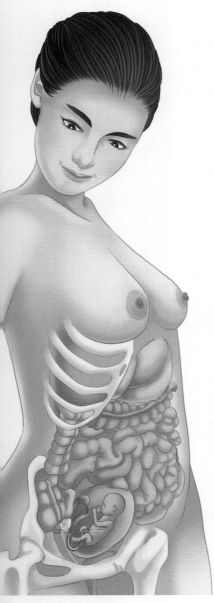

孕4月 不当"糖妈妈"该怎么吃

胎宝宝：能看出性别了

1.膀胱：膀胱功能逐渐增强，会排泄小便了。

2.性器官：能够分辨出性别，男宝宝的外生殖器已凸出，女宝宝卵巢开始形成。

3.骨骼、发旋：胎宝宝的成长速度越来越快，骨骼发育得更加完善。胎宝宝头上发旋的位置与纹路也开始形成。

4.胎动：胎宝宝大约11厘米，身体内外的构造更加完整，眼球会动，并开始频繁地活动，有些孕妈妈会感觉到胎动。

孕妈妈：进入舒适的孕中期

1.孕妈妈的食欲开始增加，口味也会发生一些变化，可能孕前不喜欢吃的东西现在又想吃了。

2.此时，孕妈妈的子宫已经长到小孩的头一样大小，妊娠反应逐渐消失，但是可能会出现白带增多、腹部沉重感、尿频等情况，妊娠斑也越发明显。因为胎盘的发育完成，流产的可能性会大大减少，现在是较舒服的孕中期了。

重点补充营养素

锌：生殖器官迅速发育，锌可以促进生殖器官发育。

钙、磷、维生素D：促进胎儿骨骼的迅速发育。

蛋白质：子宫和乳房不断增大，补充蛋白质有助于肌肉组织的增长。

维生素C、维生素E：增加皮肤弹性，预防妊娠纹。

膳食纤维：有助于控血糖，缓解孕期便秘。

孕 4 月养胎指南

每天增加 300 千卡热量

为了胎宝宝的成长，孕妈妈需适当增加热量。中国营养学会推荐孕妈妈在孕中期每天宜增加 300 千卡的热量。300 千卡只需比平时每天多吃以下食物：

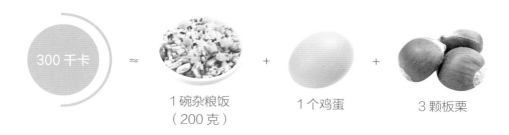

300 千卡 ≈ 1 碗杂粮饭（200 克） + 1 个鸡蛋 + 3 颗板栗

胎儿甲状腺开始发育，不要缺碘

在怀孕第 14 周左右，胎宝宝的甲状腺开始发育。而甲状腺需要碘才能发挥正常的作用，孕妈妈如果碘摄入不足，胎宝宝出生后甲状腺功能低下，会影响中枢神经系统，特别是大脑的发育。

孕妈妈每天宜摄入 230 微克碘。鱼类、贝类和海藻类等海产品是含碘比较丰富的食物，孕妈妈适宜多食。一般孕妈妈只要坚持食用碘盐，同时每周吃 1~2 次海带、紫菜、虾等海产品，就基本能保证足够的碘摄入了。

缺碘、碘补过了都不好，一般来说，如果孕妈妈不缺碘，就不用特别补。

从现在开始少吃盐，避免中晚期水肿

正常人每天的食盐建议摄入量是 6 克内，孕妈妈可以在此基础上降至 5 克内，而对于孕前就有高血压的孕妈妈来说，更要减少食盐用量。减少吃盐不仅要控制饮食中的烹调用盐，还应留意一些食物中的隐形盐。

吃深色蔬果，摄取更多营养

蔬果具有低热量、低脂肪、高膳食纤维、高维生素和矿物质的特点，孕妈妈经常吃蔬果有利于预防孕期并发症，尤其是深色蔬果含有更多的营养物质，如花青素、番茄红素等，可以帮助孕妈妈预防妊娠斑。常见的深色蔬果有葡萄、桑葚、草莓、芒果、菠菜、紫甘蓝、胡萝卜等。

增加蛋白质摄入量，每天达到 70 克

中国营养学会推荐蛋白质应占到总热量的 10%~15%。孕中期蛋白质要适当增加，每日需要量达到 70 克。当然，由于身高、体重的差异，每位孕妈妈的蛋白质需求量并不完全相同。

优质蛋白质的动物性食物来源	优质蛋白质的植物性食物来源
1. 动物性食物中的肉、禽、鱼、蛋、奶及奶制品都是蛋白质的良好来源，能提供人体必需氨基酸。 2. 肉类建议多吃瘦肉、去皮禽肉、鱼虾，不要吃肥肉。一周吃 1~2 次深海鱼，比如三文鱼、秋刀鱼等富含 DHA 的鱼类，有利于胎宝宝大脑的发育。 3. 奶制品应选择牛奶、酸奶，还可以适当选用孕妇奶粉。	1. 植物性食物中的豆类、坚果、谷类等也含有蛋白质，其中大豆及其制品中的蛋白质可提供人体所需的必需氨基酸。 2. 其他植物性蛋白质不能提供全部的必需氨基酸，但不同类别的食物混合食用可以实现互补。

一般来说，孕中期每天吃 2 份动物蛋白、1 份植物蛋白，即可满足蛋白质需要。

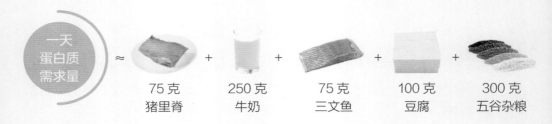

一天蛋白质需求量 ≈ 75 克 猪里脊 + 250 克 牛奶 + 75 克 三文鱼 + 100 克 豆腐 + 300 克 五谷杂粮

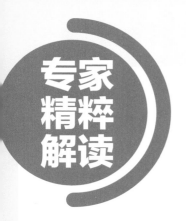

专家精粹解读

控制总热量，避免肥胖和妊娠糖尿病

均衡饮食，控制体重

通过饮食摄入的总热量是影响血糖变化的重要因素，所以孕妈妈必须限制每日从食物中摄入的总热量，要做到控制进食量、多吃蔬菜、适当吃水果。一般每日每千克体重需要热量为 30~35 千卡。为了控制血糖，孕妈妈应做到下面几点：

1. 主食类的食物要限制。如米、面、薯类食物，每日在 250 克左右。

2. 避免高脂饮食。高脂饮食是诱发妊娠糖尿病的关键因素，食用油应选择富含不饱和脂肪酸的橄榄油、亚麻子油等，每天控制在 25~30 克；饱和脂肪酸的摄入量不超过脂肪摄入总量的 1/3，少吃或不吃动物性脂肪。

3. 蛋白质的供给要充足。动物性蛋白质选择瘦畜肉、鱼肉、去皮禽肉等，并且不过量。另外要多吃一些豆制品，增加植物性蛋白质。

4. 补充维生素和矿物质。多吃一些蔬菜补充维生素，经常吃一些含铁和含钙高的食物，如牛奶、鱼、瘦畜肉、动物肝脏以补充矿物质。

选择低生糖指数食物

谷类：全麦、黑米、荞麦、玉米等。

豆类：绿豆、豌豆、红豆、蚕豆、鹰嘴豆等。

奶及奶制品：几乎所有的奶及奶制品生糖指数都很低，如牛奶、脱脂牛奶、酸奶等。

低糖水果类：含果酸较多的水果，如桃、猕猴桃、柑橘、葡萄、梨等。

蔬菜：蔬菜基本都是低生糖指数食物，尤其是叶菜类和茎类蔬菜，如菠菜、芹菜、莴笋等。

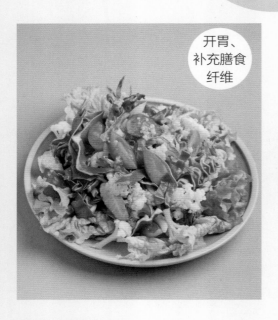

开胃、
补充膳食
纤维

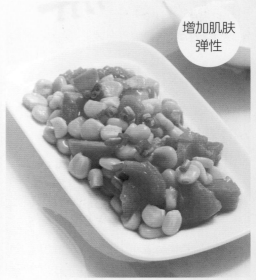

增加肌肤
弹性

蔬菜花园沙拉

材料 菜花、生菜、紫甘蓝各100克，圣
女果、草莓各50克，藜麦5克，
青柠檬20克。

做法

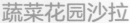 菜花洗净，掰朵，入开水中煮熟，捞出
沥干；生菜洗净，撕片；紫甘蓝洗净，
切丝；圣女果、草莓洗净，切成角；藜
麦洗净，煮熟。

❷ 将生菜片铺在盘上，菜花、紫甘蓝、圣
女果、草莓按喜欢的方式摆在盘中，撒
上藜麦，挤上青柠汁即可。

功效 这道菜富含柠檬酸、膳食纤维，能
帮助孕妈妈开胃、预防便秘。

番茄炒玉米

材料 番茄、玉米粒各200克。
调料 葱花、盐各4克，白糖3克。

做法

❶ 玉米粒洗净，沥干；番茄洗净，去皮，
切丁。

❷ 锅置火上，倒油烧热，放入番茄丁、玉
米粒炒熟，加入盐、白糖调味，撒葱花
即可。

功效 这道菜含有维生素C，能增加肌肤
弹性，预防妊娠纹。

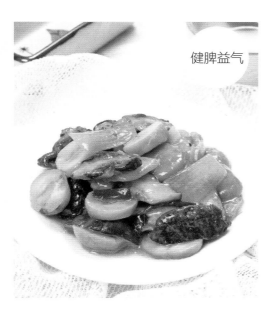

健脾益气

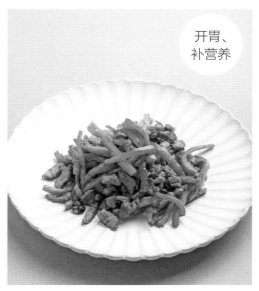

开胃、
补营养

板栗烧香菇

材料　香菇 300 克，栗子肉 100 克，油
菜 50 克。

调料　葱花 20 克，蚝油、白糖各 5 克，
水淀粉适量。

做法

1. 锅内放水，将栗子肉煮熟，捞出沥干，
切片；香菇洗净，去蒂，切块；油菜洗
净，切段。

2. 油锅烧热，放入栗子肉、油菜段和香菇
块爆香。

3. 放入蚝油、白糖、少量清水翻炒至入
味，加入水淀粉勾芡，撒上葱花即可。

功效　这道菜有补脾、益气、厚肠胃的
功效。

青椒炒肉丝

材料　猪瘦肉 150 克，柿子椒（青椒）
200 克。

调料　酱油、淀粉、料酒、豆瓣酱、盐各
适量。

做法

1. 猪瘦肉洗净，切丝，加入盐、淀粉拌
匀；柿子椒洗净，去蒂及子，切成丝。

2. 锅内加油烧至八成热，加入豆瓣酱，炒
香后加入肉丝，肉丝断生后加入料酒和
酱油翻炒均匀，加入柿子椒丝翻炒片
刻即可。

功效　柿子椒有健胃消食功效，搭配滋阴
润燥、补中益气的猪肉，能帮助孕妈妈开
胃、补营养。

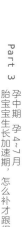

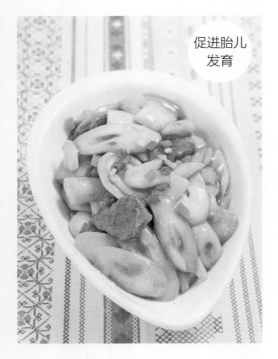

促进胎儿
发育

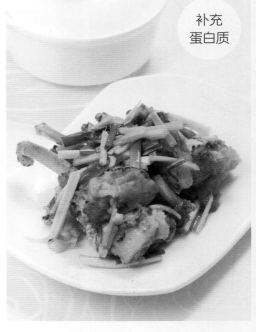

补充
蛋白质

牛肉炒鸡腿菇

材料 鸡腿菇 200 克，牛肉 100 克。

调料 葱花、姜末、盐、白糖各 5 克，酱油、料酒、香油、淀粉、水淀粉各适量。

做法

① 鸡腿菇洗净，切片；牛肉洗净，切片，用淀粉、料酒、酱油腌制 10 分钟。

② 锅置火上，倒入油烧至五成热，下葱花、姜末爆香，倒入牛肉片滑散至变色。

③ 放鸡腿菇片，加入酱油、白糖、盐翻炒至熟，用水淀粉勾芡，点香油调味即可。

功效 牛肉富含铁，搭配高蛋白、低脂肪的鸡腿菇做菜，能帮助预防缺铁性贫血、促进胎儿生长发育。

葱姜炒蟹

材料 螃蟹 400 克，大葱 50 克，姜 30 克。

调料 蒜末 5 克，料酒 10 克，盐 4 克。

做法

① 将螃蟹放入淡盐水中，浸泡 30 分钟，使其吐净泥沙，再用清水反复冲洗干净，沥干水分，将蟹壳揭开，去除内脏和蟹鳃，剁成两半；大葱剥去老皮，洗净，切段；姜洗净，切丝。

② 锅置火上，倒油烧至六成热，下葱段、姜丝、蒜末爆香，倒入螃蟹，加盐、料酒翻炒。

③ 沿锅边淋入少许水，盖上锅盖焖至熟即可。

功效 螃蟹富含蛋白质，用葱姜烹饪可减小其寒性，且有开胃促食的作用。

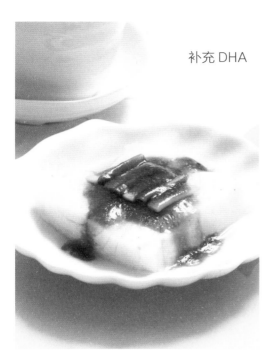

补充 DHA

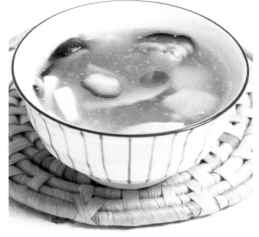

补钙又
补锌

清蒸鳕鱼

材料 净鳕鱼块 200 克。

调料 葱段、花椒粉、盐、料酒、酱油、水淀粉各适量。

做法

1 鳕鱼块洗净，加盐、花椒粉、料酒抓匀，腌渍 20 分钟。

2 取盘，放入鳕鱼块，送入烧沸的蒸锅蒸 15 分钟，取出。

3 锅置火上，倒入适量油烧至七成热，加酱油、葱段炒出香味，淋入蒸鳕鱼的原汤，用水淀粉勾芡，淋在鳕鱼块上即可。

功效 鳕鱼富含 DHA，清蒸食用，营养保存更完整，能促进胎儿大脑发育。

牡蛎豆腐羹

材料 净牡蛎肉、猪瘦肉各 100 克，豆腐 200 克，竹笋 150 克，水发香菇 20 克。

调料 盐、酱油、香油、葱段、水淀粉各适量。

做法

1 猪瘦肉洗净，切片；豆腐洗净，切片；竹笋去皮，洗净，切片；水发香菇洗净，切片。

2 锅内倒油烧热，爆香葱段，放肉片翻炒至肉色变白，加香菇片、笋片、酱油炒匀，倒水煮开。

3 将豆腐片下锅煮熟，放牡蛎肉略煮，加盐搅匀，倒水淀粉勾芡，淋香油即可。

功效 牡蛎富含锌，豆腐富含钙质，搭配做羹，能帮助孕妈妈补钙又补锌。

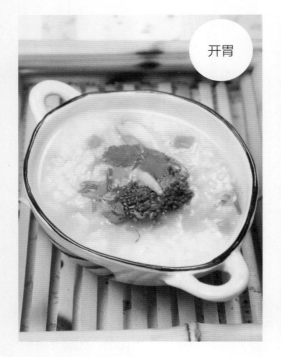

开胃

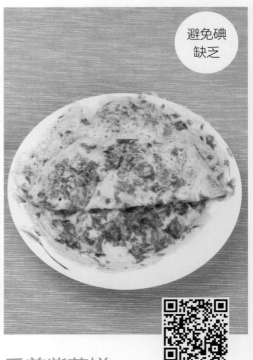

避免碘
缺乏

扫一扫，看视频

田园蔬菜粥

材料　大米 100 克，西蓝花、胡萝卜、蘑菇各 40 克。

调料　香菜段 3 克，盐 1 克，去油肉汤 500 克。

做法

❶ 西蓝花洗净，掰成小朵；胡萝卜洗净，去皮，切丁；蘑菇去蒂洗净，切片；大米淘洗干净。

❷ 锅置火上，倒入肉汤和适量清水大火烧开，加大米煮沸，转小火煮 20 分钟，下入胡萝卜丁、蘑菇片煮至熟烂，倒入西蓝花煮 3 分钟，加入盐拌匀，出锅前撒香菜段即可。

功效 这款粥可为孕妈妈提供丰富的维生素 C、胡萝卜素以及钙、锌、膳食纤维等营养，开胃、清淡、易消化。

香煎紫菜饼

材料　面粉 100 克，鸡蛋 2 个，紫菜适量。

调料　盐少许，葱花适量。

做法

❶ 紫菜撕碎；面粉放碗中，磕入鸡蛋，放入盐、紫菜碎和葱花，加少许清水调成糊。

❷ 锅中放少许底油，倒入面糊，慢慢晃动锅体使面糊成一个圆形饼状，两面煎至色泽金黄即可。

功效 紫菜富含碘，搭配面粉、鸡蛋做成饼，营养更全面，能帮助孕妈妈避免碘缺乏。

有必要吃铁剂吗？

李大夫答

补铁首选食补，是否需要服用铁剂，需要根据个人情况而定。建议孕中期检查是否贫血，如果贫血，那就要及时纠正，除了食补，还应服用铁剂。另外，孕前就贫血的孕妈妈最好根据医嘱补充适量铁剂。

坚持吃核桃对宝宝好，但我不喜欢吃怎么办？

李大夫答

这个月胎宝宝的大脑依然处于快速发育期，核桃富含不饱和脂肪酸，对胎宝宝的大脑发育非常有利。但如果不喜欢直接吃核桃，可以选择别的坚果代替，如花生、瓜子、腰果等。也可以将核桃和豆类、花生、芝麻一起打成豆浆或米糊喝。

我是个爱美的孕妈妈，总是担心怀孕后产生妊娠纹，吃什么能预防？

李大夫答

妊娠纹通常是怀孕 4 个月之后逐渐出现的，想要预防，孕妈妈一定要把握先机，在孕中期就开始预防。首先要控制体重，不要增重太多。另外，应适当摄入富含维生素 C 的食物，如猕猴桃、鲜枣、橘子、胡萝卜等，能改善皮肤的新陈代谢功能，淡化并减轻妊娠纹。维生素 E 也有滋润皮肤的作用，平时可适量摄入坚果、橄榄油等。

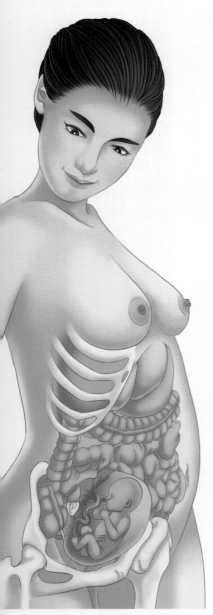

孕5月　促进胎宝宝骨骼发育应该怎么吃

胎宝宝：长头发了

1. 大脑：仍在发育着。
2. 头发：长了一层细细的异于胎毛的头发。
3. 眉毛：开始形成。
4. 胎盘：直径有所增加。
5. 四肢：骨骼和肌肉发达，胳膊和腿不停地活动着。

孕妈妈：很显肚了

1. 乳房不断增大，乳晕颜色继续加深。
2. 臀部更加丰满，外阴颜色加深。
3. 子宫如成人头部大小，下腹部明显隆起，子宫底的高度约与肚脐平。

重点补充营养素

钙、蛋白质： 胎宝宝这个阶段开始储备皮下脂肪，也是骨骼发育关键期，需补充足量钙和蛋白质。

B族维生素、维生素A： 听力形成，视网膜开始形成，对强光有反应，补充B族维生素、维生素A有利于宝宝正常发育。

维生素C、膳食纤维： 缓解孕期牙龈出血、便秘等问题。

叶酸、铁： 避免孕妈妈出现贫血。

孕 5 月养胎指南

注意摄入钙和维生素 D，促进胎儿骨骼发育

到了孕中期，胎儿的骨骼和牙齿等发育都需要钙的支持，孕妈妈对钙的需求量也增长为每天 1000 毫克。此时每天除了喝 300 克鲜奶或酸奶补钙外，还可以适量摄入豆制品、坚果等。

另外，在孕中期，如果孕妈妈已经补充了复合营养素片，没有出现任何不适症状，就不需要单独补钙。但是，如果出现了小腿抽筋、牙齿松动、妊娠高血压综合征、关节疼痛、骨盆疼痛等症状，那就需要有针对性地补钙了。

注意钙与磷的摄入比例

钙和磷是构成胎儿骨骼和牙齿的重要物质。在妊娠中期，胎儿骨骼和牙齿开始发育，这时需要补充大量的钙、磷和维生素 D。

一定要注意钙和磷的摄入比例。如果孕妈妈钙和磷摄取比例不当，胎儿出生后就有可能患佝偻病和软骨病，婴儿出牙时间延迟，容易发生龋齿。

含钙、磷的食物有奶及奶制品、海带、黄豆、木耳、花生、动物肝脏、鱼虾等。必要时还可服用钙片。

控制热量摄入，避免体重增长过快

大多数孕妈妈胃口会突然变大，饥饿感总是如影随形。不过，不要因为胃口开了，饮食就毫无顾忌了，不能过量进食，特别是高糖、高脂食物，如果此时不加限制，会使胎儿生长过大，给以后的分娩带来一定困难。

孕中期，热量摄入仅比孕前多 300 千卡（约为 200 克牛奶和 50 克肉蛋的量），其中，蛋白质要增加 15 克，因此鸡蛋、肉类、豆制品等食物总量每天增加 50 克即可。

供给好脂肪，促进胎宝宝器官发育

脂肪是促进人体生长发育和维持身体功能的重要物质。胎宝宝大脑和身体其他部位的生长发育都需要脂肪酸，尤其是胎宝宝的大脑，50%~60% 由各种必需脂肪酸构成。

在摄入脂肪时，应以植物性脂肪为主，多吃豆类、坚果等；适当食用动物性脂肪，如瘦肉、动物内脏、奶类等，避免食用肥肉、鸡皮、鸭皮等。

多吃高锌食物，避免胎儿发育不良

锌是体内 100 多种酶的组成成分，参与热量代谢，也与蛋白质的合成密切相关。胎儿缺锌会影响大脑发育和智力，出现低体重，甚至畸形。

食物中以牡蛎含锌量最高，其他海产品和肉次之。含锌比较高的植物性食物有黑芝麻、糯米、黄豆、毛豆、紫菜等。

增加维生素 A 或 β - 胡萝卜素的摄入，促进胎儿视力发育

维生素 A 对胎宝宝的视力发育、皮肤发育、抵抗力提升等关系密切。孕中期维生素 A 每天的摄入量为 770 微克。动物性食物如动物肝脏、动物血、肉类等不但维生素 A 含量丰富，而且能直接被人体吸收，是维生素 A 的良好来源。

β - 胡萝卜素在体内可以催化生成维生素 A，在红色、橙色、深绿色蔬果中广泛存在，所以西蓝花、胡萝卜、菠菜、南瓜、芒果等也是维生素 A 的一个重要来源。

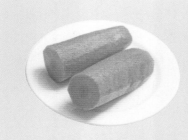

1 根胡萝卜（约 100 克）
含有 4107 微克胡萝卜素

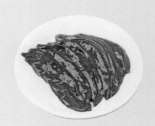

1/10 个猪肝（约 100 克）
含有 4972 微克维生素 A

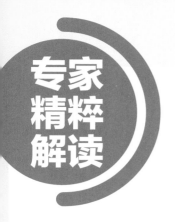

专家精粹解读

体重增长偏慢的孕妈妈怎么进食

适当增加总热量

体重偏低的孕妈妈要考虑增加总热量的摄入，尤其是增加碳水化合物的摄入量。主食一天不少于 250 克，粗细粮搭配，品种多样，几种食材交替着吃，或混合烹饪，比如做成八宝饭、杂豆饭等。

少食多餐，适当加餐

体重增长过慢而食欲不好的孕妈妈应多次进餐，通过增加餐次，保证食物总摄入量。各类营养素都要适当均衡地增加摄入量。黄瓜、苹果、猕猴桃、原味麦片、酸奶、全麦面包、海苔、坚果等都是加餐好选择。

保证足够的优质脂肪

孕妈妈自身的身体变化和胎宝宝的生长发育都要消耗大量热量，而胎宝宝的大脑发育以及脂溶性维生素的吸收与利用都需要脂肪的参与，因此体重增长慢的孕妈妈要适量增加脂肪摄取，但不要盲目选择高脂食物，以免导致肥胖。

要多摄取含不饱和脂肪酸的食物，如鱼虾贝类、去皮禽肉、蛋、坚果等，食用油选择橄榄油、花生油、大豆油等，少吃饱和脂肪酸含量高的食物，如奶油、油炸食品、肥肉、黄油等。

过来人 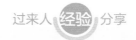 分享

怀两个宝宝，我孕期增重 23 千克

我怀孕的时候也了解到，怀双胞胎的孕妈妈如果体重增加不足，早产的概率就很大，所以我整个孕期都很注意体重增长，事实证明增长 23 千克是不错的成绩。虽然我服用了膳食补充剂，但仍以饮食调理为主，我基本上做到了粗细搭配、少食多餐、蔬菜和水果吃得足足的，同时我每天会进行不少于半小时的轻微运动。

孕 5 月
营养食谱

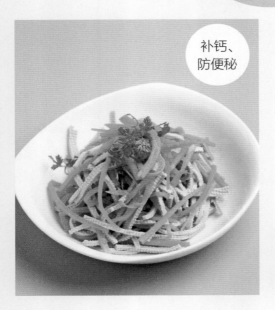

补钙、防便秘

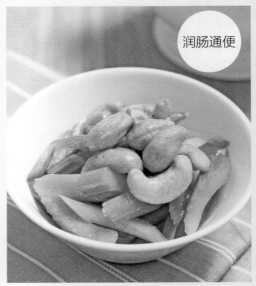

润肠通便

豆腐丝拌胡萝卜

材料　胡萝卜 200 克，豆腐丝 100 克。

调料　盐 3 克，香菜段适量，香油 2 克。

做法

❶ 将豆腐丝洗净，切成短段，放入沸水中焯透；胡萝卜洗净，切成细丝，放入沸水中焯一下。

❷ 将胡萝卜丝、豆腐丝放入盘内，加盐、香菜段和香油拌匀即可。

功效　豆腐丝富含钙质，胡萝卜富含膳食纤维、胡萝卜素等，加点香油凉拌，能帮助孕妈妈补钙、防便秘，促进胎宝宝的视力发育。

西芹腰果

材料　西芹 250 克，腰果 40 克。

调料　盐 2 克，葱花、姜丝各 5 克。

做法

❶ 油锅烧至四成热，放入腰果，炸至微微变黄，捞出、沥油，凉凉后备用；西芹择洗干净，切段。

❷ 油锅烧至六成热，放入葱花、姜丝，炒出香味后捞出。

❸ 快速放入西芹段、腰果、盐，略微翻炒即可出锅。

功效　西芹可以通便排毒，还能维持体内钠钾平衡，防止妊娠高血压；腰果富含不饱和脂肪酸和硒，可润肠通便、促进胎宝宝大脑发育。

协和专家孕期饮食大全

营养互补

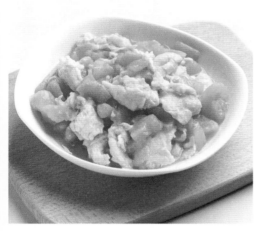

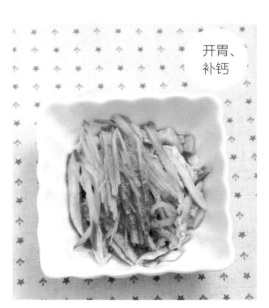

开胃、
补钙

番茄炒鸡蛋

材料 鸡蛋2个，番茄200克。

调料 葱花、白糖各5克，盐3克。

做法

① 鸡蛋磕入碗中，打散；番茄洗净，去皮，切块。

② 锅内加油烧热，倒入蛋液炒熟成蛋碎。

③ 锅留底油烧热，煸香葱花，倒番茄块、白糖翻炒，倒鸡蛋碎、盐炒匀即可。

功效 番茄富含番茄红素、维生素C等，鸡蛋含有优质蛋白质、卵磷脂等，搭配炒食，营养互补。

麻酱鸡丝

材料 鸡腿300克，胡萝卜、黄瓜各30克。

调料 芝麻酱20克，醋10克，生抽、香油、蒜末各5克，白糖、盐各3克。

做法

① 鸡腿洗净；胡萝卜洗净，切丝，焯熟，捞出；黄瓜洗净，切丝；芝麻酱用少许凉白开调开。

② 将鸡腿煮20分钟后捞出，洗净，撕成丝。

③ 鸡丝、黄瓜丝、胡萝卜丝放容器内，加醋、生抽、香油、蒜末、白糖、盐、芝麻酱拌匀即可。

功效 鸡腿、胡萝卜搭配芝麻酱做菜，有开胃促食、补钙强身、补肝明目的作用。

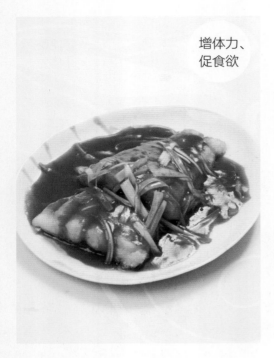

增体力、促食欲

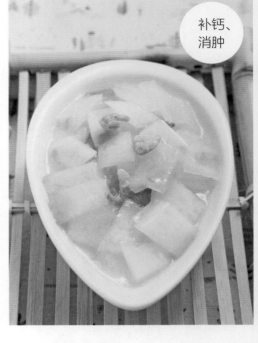

补钙、消肿

茄汁鲢鱼

材料 净鲢鱼1条。

调料 番茄酱20克，姜丝、葱丝、料酒、酱油、醋、白糖各10克，盐2克，淀粉、水淀粉各适量。

做法

❶ 鲢鱼洗净，去头，剔除尾骨，鱼身打花刀，用盐、料酒、姜丝腌渍10分钟，裹上淀粉，入油锅滑熟，捞出。

❷ 锅内留底油烧热，下番茄酱煸炒，加葱丝、酱油、白糖、醋翻炒，倒清水烧开，加水淀粉勾芡，均匀地浇在鱼上即可。

功效 鲢鱼中富含优质蛋白质，搭配上番茄炒食，能开胃促食。

海米冬瓜

材料 冬瓜100克，海米10克。

调料 葱花、姜末各5克，料酒10克，盐3克。

做法

❶ 冬瓜削去外皮，去掉瓤及子，冲洗干净，切成片；海米用温水泡软。

❷ 炒锅烧热，倒油烧至六成热，放入葱花、姜末炝锅，放入冬瓜片炒至嫩绿时，倒入少许水、盐、料酒、海米，烧开后用大火翻炒均匀，转小火焖烧至冬瓜透明入味即可。

功效 海米含有钙和碘，搭配利尿排毒的冬瓜炒食，能帮助孕妈妈补碘，还能利尿消肿。

补碘又
清肠

防便秘、
补体力

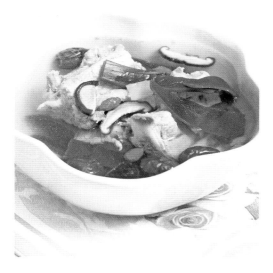

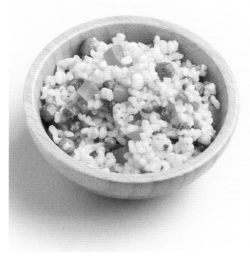

海带煲腔骨

材料　腔骨 500 克，水发海带 50 克，枸杞子 5 克，红枣 20 克，水发香菇 3 朵。

调料　姜片、盐各 4 克，料酒、醋各 10 克，香油少许。

做法

❶ 将腔骨洗净，剁块，焯烫，捞出；香菇洗净，去蒂，切片；枸杞子、红枣洗净；海带洗净，切段。

❷ 将所有材料（除枸杞子）放锅中，加姜片、料酒、醋，大火煮开后改小火慢炖，直至快熟时放枸杞子、盐续煮至熟，关火，淋香油即可。

功效 海带含钙、碘丰富，腔骨富含蛋白质、铁，适合孕期女性补钙补碘、清虚火，有利于宝宝的智力发育。

高纤绿豆饭

材料　绿豆、薏米各 30 克，糙米 60 克，豌豆、胡萝卜各 50 克。

做法

❶ 绿豆、薏米、糙米洗净，浸泡 4 小时；豌豆洗净；胡萝卜洗净，切丁。

❷ 将绿豆、薏米、糙米、豌豆、胡萝卜丁一起放入电饭锅中，加入适量清水，按下"煮饭"键，煮好后稍凉即可食用。

功效 薏米、糙米、绿豆搭配豌豆和胡萝卜做饭，富含膳食纤维、维生素，能帮助孕妈妈预防便秘，还有增强体力的作用。

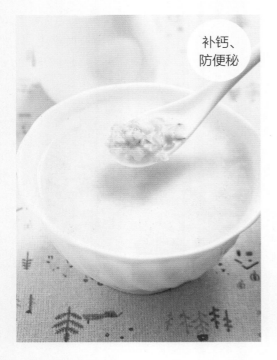

补钙、
防便秘

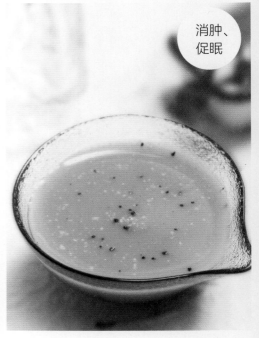

消肿、
促眠

奶香麦片粥

材料 牛奶1袋（约250克），原味燕麦
片50克。

调料 白糖5克。

做法

❶ 燕麦片放清水中浸泡30分钟。

❷ 锅置火上，放入适量清水大火烧开，加
燕麦片煮熟，关火，再加入牛奶拌匀，
调入白糖拌匀即可。

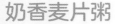 牛奶含钙，燕麦片含膳食纤维，二
者搭配做粥，能帮助孕妈妈补钙、预防
便秘。

红豆燕麦小米糊

材料 红豆20克，原味燕麦片、小米各
30克，熟黑芝麻10克。

做法

❶ 红豆洗净，浸泡4小时；小米洗净，
泡2小时。

❷ 将红豆、燕麦片、黑芝麻、小米倒豆浆
机中，加适量清水，按"米糊"键，煮
至提示米糊做好即可。

功效 红豆有消水肿、利小便的功效，搭
配和胃、安眠的小米，能帮助孕妈妈消水
肿、促睡眠。

专题 🔍 网友点击率超高的问题

在外面用餐时怎么点菜更健康?

李大夫答 ————————————

同学聚会、朋友聊天、工作应酬,都有可能在外就餐。孕妈妈在外就餐要多加注意。餐馆里的饭菜虽然可能比家里的饭菜香,但往往高盐、高脂。孕妈妈在点菜的时候要注意除了肉类食品外,应该点一些豆腐、青菜和水果沙拉作为配餐,尽量保证营养均衡。另外,避免点"干锅""水煮"菜肴。

体重增加过多就要节食吗?

李大夫答 ————————————

虽然孕期体重增加过多可能会导致妊娠高血压、妊娠糖尿病等,但是也不要进入饮食误区,靠节食来减缓体重增长的速度。正确方法是,请医生开出营养餐单,科学进餐,适当运动,使自己达到标准体重。

孕期上火便秘怎么办?

李大夫答 ————————————

到了孕中期,孕妈妈胃口开始好转,有些孕妈妈便大吃大喝起来,这样做很容易上火,造成便秘。以下这些办法能帮你应对上火的问题:

适当多吃蔬菜、水果,如猕猴桃、草莓、梨、西梅等水果,以及番茄、芹菜、圆白菜等富含膳食纤维的蔬菜,有助于排便;自制的饮品健康又促便,如蜂蜜柚子茶,可以在家尝试制作。另外,适当增加运动量,也有助于缓解便秘。

出现水肿怎么办?

李大夫答 ————————————

很多孕妈妈到了孕中、晚期会出现下肢水肿的现象,一般出现在脚踝、脚背和小腿,产后会自行恢复。为缓解水肿,孕妈妈可以每天进食一些利尿消肿的食物,如冬瓜、黄瓜、红豆等,以改善症状。同时一定要饮食清淡、少吃盐,也不要一次性喝过量的水。

Part 3 孕中期 孕4~7月 胎宝宝生长加速期,怎么补才跟得上

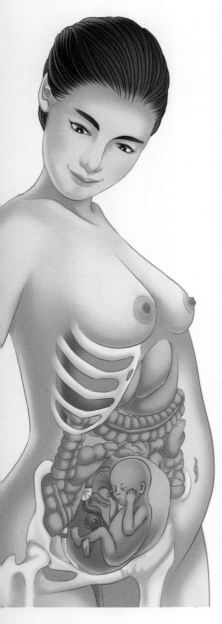

孕 6 月　孕妈妈血容量增加，避免贫血怎么吃

胎宝宝：外观更接近出生的样子

1. 大脑：快速发育，出现沟回。

2. 四肢：胎宝宝好动，脐带有时会缠绕在身体周围，但并不影响活动。能把手臂同时举起来，能将腿蜷曲起来以节省空间。

3. 皮肤和肺泡：皮肤上有褶皱出现；肺泡开始形成，并且开始出现吞咽反应。

孕妈妈：身材更加丰满

1. 孕妈妈身体越来越笨，子宫也日益增大压迫到肺，上楼时会感觉到吃力，呼吸相对困难。

2. 上围越来越丰满，此时，需要对乳房进行适当护理。

3. 小腹明显隆起，一看就是孕妇的模样了。

4. 偶尔会感觉腹部疼痛，是子宫韧带被牵拉的缘故。

重点补充营养素

DHA、牛磺酸： 胎宝宝的大脑发育迅速，DHA 和牛磺酸能促进脑细胞分化。

维生素 C： 容易出现妊娠斑，多摄取维生素 C 可以防止妊娠斑的出现，还有利于铁的吸收利用。

铁、蛋白质： 孕妈妈自身血容量的增加和胎宝宝的发育都需要大量的铁和蛋白质。

孕 6 月养胎指南

适当吃猪肝等高铁食物，避免孕期贫血

孕中期开始，血容量迅速增加，一直到 33 周时达到高峰，因此孕妈妈对铁的需求量大增，此时每日铁的摄入量应达到 24 毫克，不然很容易发生贫血，影响母胎健康。

猪肝补铁效果好，但含有较多胆固醇。建议孕妈妈食用猪肝坚持少量多次的原则，每周吃 1~2 次，每次吃 30~50 克。一定要购买来源可靠的猪肝，烹调时要彻底熟透再吃。此外，瘦肉、蛋类以及绿叶蔬菜、木耳、海带、豆制品等也都是铁的好来源。

正确吃蔬菜，最大化吸收各种维生素

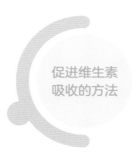

1 先洗再切，减少营养素流失。

2 菠菜、苋菜、莴笋等草酸含量较高，会妨碍体内铁、钙等的吸收，食用前先焯烫一下可去除大部分草酸。

促进维生素吸收的方法

3 尽量切大块，能更好地保存营养。

4 急火快炒，减少加热时间过长造成营养流失，炒好立即出锅。

多吃鱼补充 DHA，胎宝宝更聪明

鱼类中含有优质蛋白质、DHA、EPA、卵磷脂等，有益于胎宝宝的大脑发育，普通鱼类如鲈鱼、草鱼以及三文鱼、鳗鱼、鳕鱼等深海鱼类都是很好的选择。孕妈妈应该保证每周吃 2 次鱼，每次 40~75 克。体重增加过多的孕妈妈甚至可以适当减少畜肉的摄入，代之以鱼肉。孕妈妈吃鱼以清蒸最好，可避免油腻，也可炖汤，但要少放调料，清淡为好。

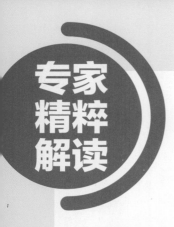

素食孕妈妈怎么吃

扫一扫，听音频

摄入多种谷物和薯类

谷物和薯类不仅富含碳水化合物，还富含 B 族维生素、矿物质和膳食纤维，每天摄入总量要达到 250~400 克，并减少精白米面的比例，增加糙米、全麦粉以及土豆、红薯、芋头等。不同种类的粗粮营养价值也不完全相同，燕麦富含蛋白质，小米富含谷氨酸、维生素 B_1，高粱富含不饱和脂肪酸和铁等。所以可以尝试将多种谷物粗粮交替食用，并换着花样吃。

增加大豆及其制品的摄入

其所提供的优质蛋白质可以媲美动物性蛋白质，应成为素食人群获取蛋白质的主要途径，同时还可以提供铁、钙等营养成分。大豆及其制品的摄入每天要达到 50~80 克才能满足需要，其中最好包括 5~10 克的发酵豆制品，比如纳豆、味噌等，可提供丰富的 B 族维生素。

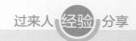

过来人 经验 分享

经常变换不同种类的植物油

植物油能满足人体对必需脂肪酸的需要，比如大豆油、菜籽油、紫苏油、橄榄油都是不错的选择，但是每天的摄入量以 25~30 克为宜，不能过量，否则会增加心血管等疾病的风险。

更要注意补铁

素食妈妈可以多选食黑芝麻、紫菜、木耳、菠菜、豆腐干等食物。虽然其中所含铁的吸收率远不如动物性食物，但也是铁的重要来源。另外，应同时选择富含维生素 C 的食物或补充维生素 C 制剂，能帮助铁吸收。

如果孕妈妈已经出现贫血或铁缺乏的迹象，应在医生指导下服用铁剂，而不是仅仅用上述食物来纠正和补充。

孕6月
营养食谱

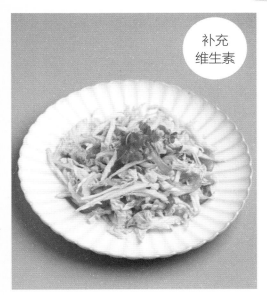

补充
维生素

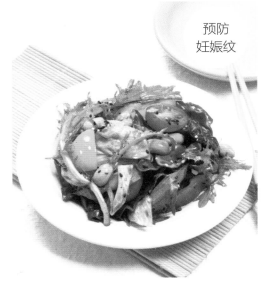

预防
妊娠纹

白菜心拌海蜇

材料 大白菜心 300 克，海蜇皮 100 克。

调料 蒜泥、盐、醋、香菜段各适量，香油 2 克。

做法

1. 海蜇皮放冷水中浸泡 3 小时，洗净，切细丝；大白菜心洗净，切丝。

2. 海蜇皮丝和大白菜丝一同放入盛器中，加蒜泥、盐、醋、香油拌匀，撒上香菜段即可。

功效 白菜心富含维生素 C 等，海蜇皮可提供钙、蛋白质，二者凉拌，可以补充营养、增加食欲，且热量很低，避免血糖升高。

大拌菜

材料 紫甘蓝 100 克，生菜、红甜椒、黄甜椒、苦菊、熟花生米、圣女果各 30 克。

调料 白糖、醋、生抽各 5 克，盐 3 克。

做法

1. 蔬菜洗净，切成适宜入口的大小。

2. 将紫甘蓝、红甜椒、黄甜椒、生菜、苦菊、花生米、圣女果放盘中。

3. 加白糖、醋、生抽、盐拌匀即可。

功效 这道菜含有维生素 C、维生素 E 等，对预防妊娠纹和妊娠斑有益。

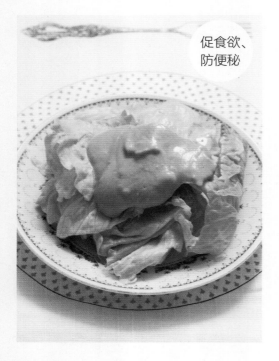

促食欲、
防便秘

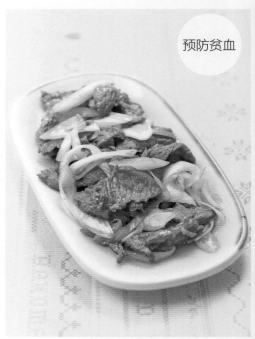

预防贫血

麻酱拌生菜

材料 生菜 300 克。

调料 芝麻酱 20 克，白糖、盐、香油各 3 克。

做法

1. 生菜洗净，撕成片；芝麻酱用盐、白糖和少许凉白开调开。

2. 将调好的芝麻酱浇在生菜上，淋少许香油即可。

功效 生菜含有维生素和膳食纤维，搭配醇香的芝麻酱，有促进食欲、预防便秘的作用。

葱爆羊肉

材料 羊肉片 300 克，大葱 150 克。

调料 腌肉料（酱油、料酒各 10 克，淀粉、花椒粉或胡椒粉各少许），蒜片、料酒、酱油、醋各 5 克，香油少许。

做法

1. 羊肉片洗净，腌肉料在碗内调匀，将羊肉片和腌料拌匀腌渍 15 分钟；大葱洗净，斜切成段。

2. 锅置火上，倒入油烧热，爆香蒜片，放入羊肉片大火翻炒，约 10 秒钟后将葱段入锅，稍翻炒后先沿着锅边淋料酒烹香，然后立刻加入酱油翻炒，再沿锅边淋醋，滴香油，炒拌均匀，见葱段断生即可。

功效 羊肉的铁含量丰富，搭配大葱爆炒，能帮助补铁，预防缺铁性贫血。

健脾胃、
增力气

促进大脑
发育

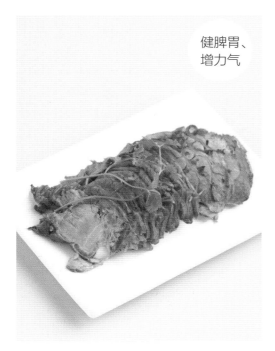

五香酱牛肉

材料 牛肉 500 克。

调料 姜片、葱段、蒜片各 10 克，冰糖、老抽、料酒各 15 克，盐 8 克，花椒、香叶、大料、干辣椒、白芷、丁香、香菜段各适量。

做法

❶ 牛肉洗净，扎上小孔，以便腌渍入味，放姜片、蒜片、葱段，加盐、老抽、料酒，抓匀后腌渍 2 小时。

❷ 锅内放油烧热，放冰糖小火炒化，加适量清水，放牛肉，倒入腌渍牛肉的汁，大火煮开，撇去浮沫，倒入花椒、香叶、大料、干辣椒、白芷、丁香，中小火煮至牛肉用筷子能顺利扎透即可关火。

❸ 煮好的牛肉继续留在锅内自然凉凉，盛出切片，码入碟，放上香菜段即可。

虾仁油菜

材料 油菜 300 克，虾仁 80 克。

调料 蒜末 5 克，盐 3 克，料酒适量，香油少许。

做法

❶ 油菜择洗净，焯烫，捞起控干，切长段；虾仁洗净，加料酒腌渍 5 分钟。

❷ 油锅烧热，爆香蒜末，倒虾仁炒至变色，放油菜段翻炒，加盐、香油炒熟即可。

功效 虾仁富含牛磺酸，搭配富含维生素 C 的油菜炒食，不仅能促进胎儿大脑和视网膜发育，还能帮助孕妈妈预防妊娠纹。

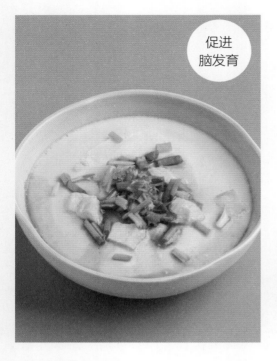

促进
脑发育

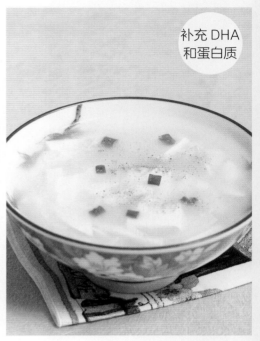

补充 DHA
和蛋白质

三文鱼蒸蛋

材料 三文鱼 100 克，鸡蛋 2 个（120 克）。

调料 酱油 5 克，葱末、香菜末各少许。

做法

❶ 鸡蛋磕入碗中，加入 50 克清水打散；三文鱼洗净，切粒，倒入蛋液中，搅匀。

❷ 将蛋液放入蒸锅隔水蒸熟，取出，撒上葱末、香菜末，淋入酱油即可。

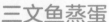 三文鱼富含 DHA，鸡蛋的蛋黄中含卵磷脂，搭配食用，能促进胎儿脑部发育。

鳕鱼豆腐羹

材料 鳕鱼肉 250 克，嫩豆腐 200 克，豆腐皮 50 克，鸡蛋 1 个。

调料 料酒 5 克，盐、葱花、胡椒粉各少许，水淀粉、鱼高汤各适量。

做法

❶ 鳕鱼肉洗净，切片，加料酒、盐和胡椒粉腌渍 15 分钟；嫩豆腐洗净，切片；豆腐皮洗净，切片；鸡蛋打散。

❷ 鱼高汤中加水，放豆腐片煮开，放豆腐皮和鳕鱼片煮沸，用水淀粉勾芡，淋蛋液，撒葱花、胡椒粉搅匀即可。

功效 这道菜富含 DHA 和优质蛋白质，能促进胎儿脑细胞发育。

专题 🔍 网友点击率超高的问题

心情总是比较压抑低落，吃什么可以缓解？

李大夫答

孕妈妈要谨防孕期抑郁症，可以吃些让心情愉快的食物来缓解郁闷情绪。香蕉含有一种生物碱，可以振奋精神，而且香蕉是色氨酸和维生素 B$_6$ 的良好来源，这些都可以帮助大脑制造血清素，缓解精神压力。牛奶有镇静、缓和情绪的作用，有利于减轻紧张、暴躁和焦虑的情绪。而且牛奶中的钙质容易被人体吸收，是孕妈妈平时补钙的主要食品。

父母皮肤比较粗糙，吃什么可以让胎宝宝的皮肤好一些？

李大夫答

每一位妈妈都希望自己生出来的宝宝漂亮，皮肤细嫩。皮肤的特质与皮肤的颜色一样，同遗传具有很大的关系，所以妈妈们不要对食物寄予过高期望。但从饮食营养的角度来说，以下食物对护肤有益：富含维生素 C 和胡萝卜素的蔬果，如西蓝花、胡萝卜、番茄、猕猴桃等，可使胎宝宝皮肤细腻；奶制品和豆制品，如牛奶、豆腐等，能帮助保持皮肤弹性。

最近肠胃有问题，老腹泻怎么办？

李大夫答

怀孕后，由于孕妈妈体内激素水平的变化，胃排空时间延长，小肠蠕动减弱，极易受外界因素影响而腹泻。而孕期腹泻有可能引起子宫收缩，容易诱发早产。但孕妈妈也不用过于担心，可以通过饮食来调理肠胃功能：每顿饭要定时、定量，不要吃生冷、油腻的食物，适量摄入一些富含益生菌的食物或膳食补充剂，对缓解症状有益。

Part 3 孕中期 孕4~7月，怎么补才跟得上

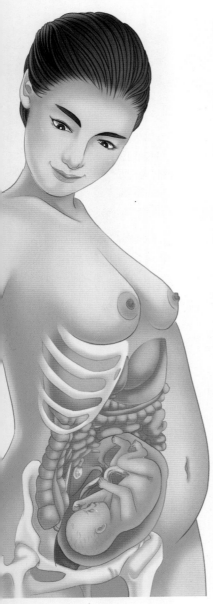

孕7月 预防早产应该怎么吃

胎宝宝：器官日益发育成熟

1. 皮肤：皮肤皱纹会逐渐减少，皮下脂肪仍然较少，有了明显的头发。

2. 性器官：男孩的阴囊明显，女孩的小阴唇已明显突起。

3. 大脑及视听：脑组织开始出现皱缩样，大脑皮质已很发达。开始能分辨妈妈的声音，感觉光线的视网膜已经形成。

4. 四肢：胎宝宝的四肢已经相当灵活，可在羊水里自如地"游泳"。

5. 胎位：不能完全固定，还可能出现胎位不正。

孕妈妈：行动不便利了

1. 由于大腹便便，孕妈妈容易出现重心不稳，所以在上下楼梯时必须十分小心。应避免做剧烈的运动，更不宜做压迫腹部的动作。

2. 到了孕中晚期，下肢水肿、腰酸、大腿酸痛、耻骨痛等都有可能出现，还容易发生尿频，应注意调理。

重点补充营养素

DHA： 促进胎宝宝神经系统的发育，预防早产。

蛋白质： 胎宝宝长骨骼、长肌肉、长器官都需要蛋白质的参与。

叶酸： 促进胎宝宝大脑发育，还能安胎，预防早产。

维生素C： 预防妊娠纹，促进胎宝宝结缔组织的发育。

铜： 孕妈妈体内缺铜，容易造成胎膜早破而出现早产。

膳食纤维： 孕妈妈到孕中晚期容易出现便秘，膳食纤维可润肠通便。

孕 7 月养胎指南

每天摄取食物种类最好达到 12 种以上

孕妈妈饮食种类越多越好，避免饮食单一对母体和胎儿的不利影响。孕妈妈每天摄入的食物种类应该达到 12 种以上，如果每天进食有难度，也可以每周为单位，每周达到 25 种。

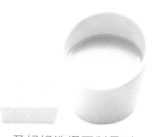

孕妈妈选择豆制品时，要首选豆腐、豆浆、豆皮等，不宜选择豆泡、炸豆腐等，因为这类豆制品在加工制作过程中可能添加了过多化学成分，且含有较多盐分，不利健康

谷类 薯类 杂豆	蔬菜 菌藻 水果	鱼蛋 禽肉 畜肉	奶制品 豆制品 坚果
每天 3 种以上 每周 5 种	每天 4 种以上 每周 10 种	每天 3 种以上 每周 5 种	每天 2 种 每周 5 种

胎儿大脑发育迅速，每天应吃一掌心的坚果

花生、腰果、核桃、葵花子、开心果、杏仁等坚果类食品，孕妈妈每天可选择一种食用。坚果类富含多不饱和脂肪酸、维生素 E 和锌，可促进食欲，帮助排便，对孕期食欲缺乏、便秘都有好处。但是坚果类油性比较大，而孕妇的消化功能较弱，过量食用很容易引起消化不良，每天一掌心的量就足够了。

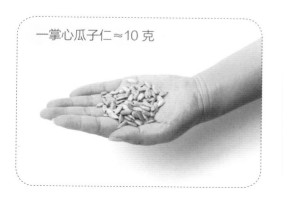

一掌心瓜子仁≈10 克

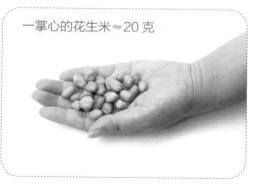

一掌心的花生米≈20 克

怎么吃能促进
产后乳汁分泌

孕期的营养储备，不只为了满足孕妈妈自身的身体变化和胎宝宝生长发育的需要，也是为产后哺乳做准备。孕期营养储备得好，产后乳汁分泌得就多，奶水的质量也高。

孕期平衡膳食，并保持适宜的体重增长，使得孕妈妈身体有适当的脂肪储备和营养储备，有利于产后泌乳。孕期增加的体重中，有 3000~4000 克是为产后哺乳做准备的。在营养均衡的基础上，注重优质蛋白质、脂肪以及钙等的摄入，能在一定程度上保证产后乳汁的分泌。

哺乳期所需主要营养素的每日摄入量			
铜	1.4 毫克	维生素 A	1300 微克
铁	24 毫克	维生素 B$_1$	1.5 毫克
碘	240 微克	维生素 B$_2$	1.5 毫克
锌	12 毫克	叶酸	550 微克
硒	78 微克	维生素 C	150 毫克

蛋白质

整个孕期都要注重蛋白质的补充，尤其是优质蛋白质的摄入，以保证胎宝宝的健康发育。乳母的蛋白质要从孕期开始储备，蛋白质储备状况良好，有助于产后泌乳。瘦肉、去皮禽肉、蛋、鱼类、大豆及其制品、奶及奶制品都是优质蛋白质的良好来源。哺乳期每日蛋白质摄入量为80 克，大约为 250 克鸡肉＋300 克豆腐的量。

脂肪

脂肪是胎宝宝身体和大脑发育必需的物质，也是分泌乳汁必需的营养储备。
各种鱼类、去皮禽肉以及核桃等坚果中的脂肪为好脂肪。哺乳期每日摄入量要达到每日总热量的 20%~30%。

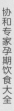

钙

孕妈妈要注重钙的补充，以满足自身和胎宝宝的发育需要，孕期钙质储存充足，有利于产后哺乳。补钙需要持之以恒，才能收到明显的效果。
奶及奶制品、豆类及豆制品、虾皮、芝麻酱，以及小油菜、小白菜、芹菜等绿叶菜，都是高钙食物。
哺乳期每日钙摄入量为1000毫克。

孕7月
营养食谱

补充
DHA 和维
生素 C

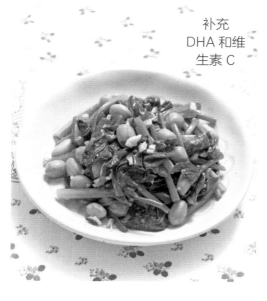

利尿消肿

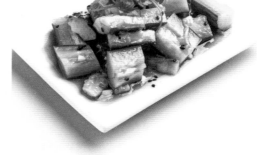

花生拌菠菜

材料　菠菜 250 克，煮熟的花生米 50 克。

调料　姜末、蒜末、盐、醋各 3 克，香油
少许。

做法

❶ 菠菜洗净，焯熟捞出，过凉，切段。

❷ 将菠菜段、花生米、姜末、蒜末、盐、
醋、香油拌匀即可。

功效　花生含 α- 亚麻酸，可以在孕妈妈
体内转化为 DHA，菠菜富含维生素 C 和
叶酸。二者搭配凉拌，能帮助补充 DHA
和维生素 C，可促进胎儿发育。

拍黄瓜

材料　黄瓜 300 克，黑芝麻 5 克。

调料　蒜末、醋各 10 克，生抽 5 克，盐
3 克，香油少许。

做法

❶ 黄瓜洗净，用刀拍裂，切成块。

❷ 将黄瓜块和蒜末、醋、生抽、盐、香油
拌匀即可。

功效　中医认为，黄瓜性凉，有除烦止渴、
利水消肿的作用，简单拍一下凉拌，适合
水肿的孕妈妈食用。

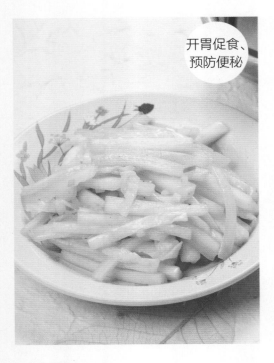

开胃促食、
预防便秘

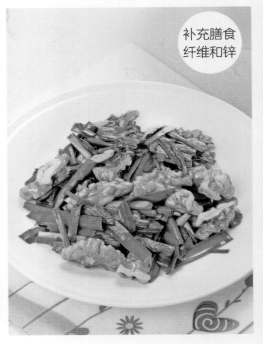

补充膳食
纤维和锌

醋熘白菜

材料 白菜帮 400 克。

调料 葱丝、姜丝、蒜末各 5 克，醋 15 克，
盐 3 克。

做法

❶ 白菜帮洗净，切粗条。

❷ 锅内倒油烧热，爆香葱丝、姜丝、蒜
末，倒入白菜条翻炒至软。

❸ 放盐和醋翻炒均匀即可。

功效 白菜的膳食纤维很丰富，烹制的时
候加点醋，有消食开胃、预防便秘的功效。

核桃仁炒韭菜

材料 韭菜 200 克，核桃仁 50 克。

调料 盐 3 克。

做法

❶ 韭菜择洗净，切段。

❷ 锅内留底油烧热，下韭菜段，加盐炒
匀，倒入核桃仁翻炒几下即可。

功效 核桃仁中含有锌，韭菜富含膳食纤
维，二者搭配炒食，有润肠通便、预防早
产的作用。

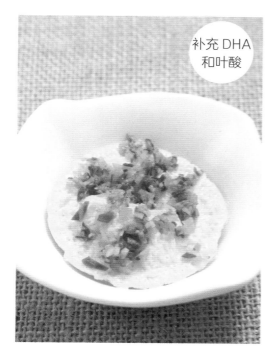

补充 DHA
和叶酸

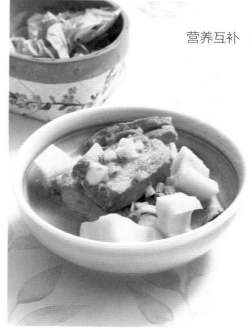

营养互补

蔬菜蒸蛋

材料　鸡蛋1个，菠菜50克，胡萝卜
　　　　30克。

调料　高汤适量。

做法

❶ 鸡蛋打散；胡萝卜洗净，切碎；菠菜择
洗净，焯烫后切成碎末。

❷ 将蛋液与胡萝卜碎、菠菜碎、高汤混合
调匀，放入蒸笼中蒸8分钟。

功效　鸡蛋黄含有DHA，菠菜含有叶酸、
铁，胡萝卜含胡萝卜素，三者搭配蒸食，
能补充DHA、叶酸、胡萝卜素，可促进
胎宝宝的大脑发育。

莲藕炖排骨

材料　莲藕250克，排骨400克。

调料　料酒15克，葱末、姜末、蒜末各
　　　　10克，盐3克，胡椒粉少许。

做法

❶ 排骨洗净，切块；莲藕去皮，洗净，
切块。

❷ 锅置火上，倒油烧至六成热，放入姜
末、蒜末爆香，倒入排骨块翻炒至变
色，加入料酒炒匀，加适量开水、莲藕
块，大火烧开后转小火炖40分钟，加
盐和胡椒粉调味，撒葱末即可。

功效　莲藕含有铁、膳食纤维、维生素K，
排骨含有蛋白质，二者搭配炖食，能帮助
胎宝宝发育、预防孕期便秘和贫血。

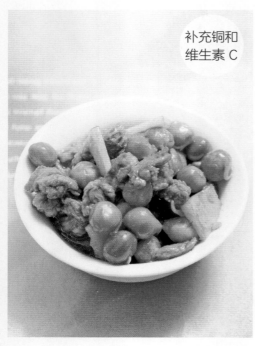

补充铜和
维生素 C

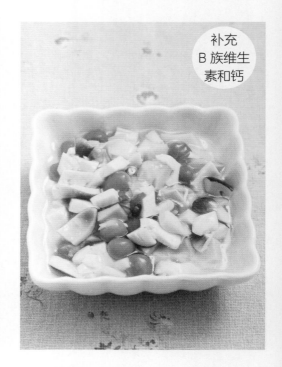

补充
B 族维生
素和钙

豌豆牛肉粒

材料 豌豆 150 克，牛肉 200 克。

调料 蒜片、料酒、生抽各 10 克，水淀粉 20 克，鸡汤 40 克，盐 2 克，姜片、香油各 5 克。

做法

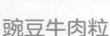

❶ 豌豆洗净；牛肉洗净，切成小粒。

❷ 牛肉粒中加入料酒、盐、水淀粉拌匀，腌制 15 分钟。

❸ 锅中水烧开，放入豌豆焯熟，捞出过凉，沥干水分待用。

❹ 锅中倒油大火烧热，放入蒜片、姜片爆香，倒入腌好的牛肉粒翻炒片刻，加入豌豆，调入生抽、鸡汤、水淀粉翻炒均匀，淋入香油即可。

草菇烩豆腐

材料 草菇、豆腐各 200 克，豌豆 20 克。

调料 葱末、姜末、盐各 3 克，水淀粉适量。

做法

❶ 草菇洗净，对切成两半；豆腐洗净，切小块；豌豆洗净。

❷ 油锅烧热，爆香葱末、姜末，倒草菇、豆腐块，烧至入味，放豌豆略炖至熟，加盐，用水淀粉勾芡即可。

功效 草菇富含膳食纤维、硒，豆腐富含蛋白质和钙，豌豆可提供膳食纤维和 B 族维生素，三者合炒，营养丰富，还有助于补钙。

清热除烦

利尿消肿、
防便秘

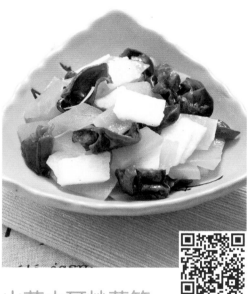

山药木耳炒莴笋

扫一扫，看视频

材料 莴笋 200 克，山药、水发木耳各
50 克。

调料 葱丝 3 克，盐 2 克。

做法

❶ 莴笋去皮，切片；木耳洗净，撕小朵；
山药洗净，去皮，切片。

❷ 山药片和木耳分别焯烫，捞出。

❸ 锅内倒油烧热，爆香葱丝，倒入莴笋
片、木耳、山药片炒熟，放盐调味即可。

功效 中医认为，山药可健脾补肺、固肾
益精，木耳可润肺养阴、止血，搭配莴笋
炒食，能帮助孕妈妈清热除烦、健脾消积。

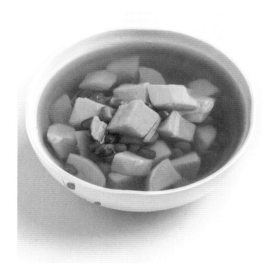

红薯红豆汤

材料 红薯 150 克，红豆 50 克。

做法

❶ 红薯洗净，去皮，切小块；红豆洗净，
浸泡 4 小时。

❷ 锅置火上，放入红薯块、红豆，加入适
量清水，大火煮开后改小火煮 20 分钟
即可。

功效 中医认为，红薯有健脾益胃、宽肠
通便的作用，搭配健脾利湿的红豆做汤，
对利尿消肿、防便秘有一定作用。

孕期需要喝孕妇奶粉吗?

李大夫答

孕妇奶粉强化了孕妈妈所需的各种维生素和矿物质,比如钙、维生素 D 等,可以为孕妈妈和胎宝宝补充较全面的营养,孕妈妈可以适当选用。但日常饮食仍是获取营养的最好途径,孕妈妈要以均衡饮食为根本。孕妈妈如果体重过轻,可以适当补充孕妇奶粉。

隔窗晒太阳能合成维生素 D 吗?

李大夫答

很多孕妈妈在冬天时不愿意出门晒太阳,就选择在阳台上晒,其实这样做是不能帮助身体合成维生素 D 的,因为要让皮肤与紫外线充分接触才能合成维生素 D。隔着玻璃窗晒太阳,玻璃会将紫外线挡在外面,达不到目的。所以还是建议孕妈妈,即使在冬天也要在中午太阳好、比较暖和的时候到户外晒晒太阳。

夏季孕妈妈可以喝绿豆汤解暑吗?

李大夫答

中医认为绿豆属于寒性,担心孕妈妈喝太多的绿豆汤会导致肠胃不适。但到目前为止,这类理论并未被证实。所以孕妈妈可以根据自己的身体情况而定,如果喝绿豆汤后出现肠胃不舒服,就减少摄入量或将绿豆与其他性质温热的食物搭配一起煮汤喝;如果喝绿豆汤后未出现任何不适,则可以正常饮用。

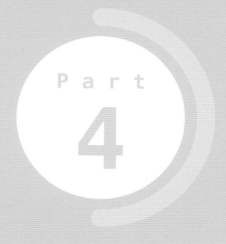

Part

4

孕晚期

孕 8~10 月

胎宝宝出生前的营养存储，怎么吃才够

孕晚期 饮食总指导

孕妈妈和胎宝宝的情况

孕晚期是最后的冲刺阶段，孕妈妈要注意管好体重，很多孕妈妈都容易在孕晚期增重过多而导致妊娠肥胖、妊娠高血压、妊娠糖尿病等。胎宝宝也是加足马力快速成长，很多器官已经发育得比较完善，这个时期要避免一不小心长成巨大儿。此时，孕妈妈在饮食上要以量少、丰富、多样为主。

营养对策

1. 整体来说，孕晚期不需要大补，否则极容易导致孕妈妈体重增长超标，引起妊娠糖尿病等。

2. 孕晚期要比孕中期增加热量摄入，每日比孕前增加 450 千卡（相当于 50 克大米 +200 克牛奶 +100 克草鱼 +150 克绿叶菜），但在孕 39~40 周的时候要注意限制脂肪和碳水化合物等的摄入，以免胎儿长得过大。

3. 孕晚期要增加蛋白质的摄入，每日总量要达到 85 克（相当于 100 克鱼 +100 克去皮鸡肉 +160 克豆腐丝）才能满足需要，要多食用优质蛋白质。

4. 全面而均衡地摄入矿物质和维生素，尤其是钙、铁、锌、铜、维生素 B_1 的摄入要充足。

孕晚期的营养素需求量

营养素	每日推荐量
蛋白质	85 克
脂肪	占总热量 20%~30%
碳水化合物	至少 130 克
维生素 A	770 微克
维生素 D	10 微克
维生素 B_1	1.5 毫克
维生素 B_2	1.5 毫克
维生素 B_6	2.2 毫克
叶酸	600 微克
维生素 C	115 毫克
钙	1000 毫克
铁	29 毫克
碘	230 微克
锌	9.5 毫克
硒	65 微克

孕晚期每日食物构成

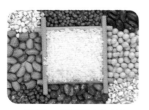

谷类、薯类及杂豆

250~400 克

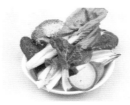

蔬菜

300~500 克
（绿叶蔬菜占 2/3）

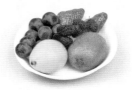

水果

200~350 克

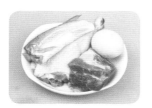

鱼禽肉蛋

200~250 克

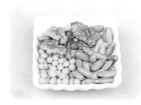

大豆及坚果

25~35 克

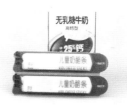

奶及奶制品

300~500 克

植物油

25~30 克

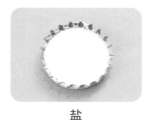

盐

< 6 克

水

1500~1700 毫升

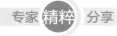 专家 **精粹** 分享

孕晚期如何躲过早产危机

1. 警惕危险因素，腹泻、口腔炎、便秘等都可能引起早产。

2. 避免碰撞腹部、避免跌倒、不拿重物、不够高处的东西。

3. 性生活要适度，以免引起宫缩导致早产。

4. 保证休息和睡眠，避免劳累；不要长时间站立或下蹲。

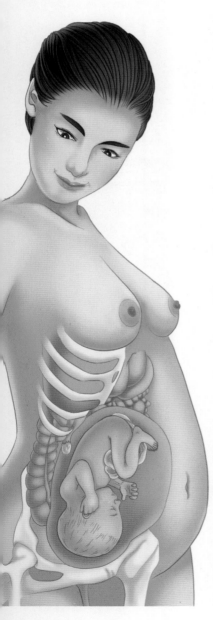

孕8月 避免妊娠高血压应该怎么吃

胎宝宝：会控制自己的体温了

1. 五官：眼睛能辨认和跟踪光源。

2. 皮肤：皮肤的触觉已发育完善，皮肤由暗红变成浅红色。

3. 消化系统：肺和胃肠功能已接近成熟，能分泌消化液。

4. 四肢：身体和四肢还在继续长大。

孕妈妈：总是感觉气短、胃部受压迫

1. 孕妈妈的肚子越来越大，时而会感到气短；乳头周围、下腹及外阴部的颜色越来越深，肚脐可能被撑胀向外凸出。

2. 可能会出现妊娠水肿；阴道分泌物增多，排尿次数也更频繁了；还可能会出现失眠、多梦，进而加重紧张。

重点补充营养素

钙： 胎宝宝牙齿和骨骼钙化需要大量的钙，钙还有助于稳血压。

不饱和脂肪酸： 胎宝宝大脑细胞增殖高峰期，补充不饱和脂肪酸能促进大脑发育。

蛋白质： 母胎健康均需要足量蛋白质，孕晚期对蛋白质的需求很大。

铁： 储备足够的铁为生产做准备，预防缺铁性贫血。

维生素 B_1： 孕妈妈一旦缺乏维生素 B_1 容易出现呕吐、倦怠、疲劳等症。

钾： 补钾有助于控制血压，可排出体内多余的钠。

孕 8 月养胎指南

控制体重增长，每周增重不超过 400 克

孕前体重正常的孕妈妈，整个孕期体重增长 12.5 千克左右基本符合正常要求，而孕晚期每周增重不宜超过 400 克。如果孕期体重增长超过 16 千克，不仅会增加妊娠高血压等并发症的风险，也会增加孕育巨大儿的风险，同时造成难产等。因而孕妈妈要注意控制体重增长，热量的摄入要适中，避免营养过量、体重过度增加。

孕晚期每天的热量需求要增加 450 千卡

孕晚期，胎宝宝生长迅速，孕妈妈每天需要增加 450 千卡热量才能满足需要。增加热量，要避免单纯依靠增加糖、脂肪这些纯热量食物，而应该选择营养密度高的食物，就是那些营养素含量高、热量相对较低的食物，比如瘦肉、蛋、奶、蔬菜等。

450 千卡 ≈	鸡胸肉 50 克	+	猪肝 50 克	+	鸡蛋 1 个	+	牛奶 100 克	+	玉米 30 克	+	绿叶菜 80 克	+	大豆 20 克

孕晚期每日蛋白质摄入量要增加至 85 克

孕晚期是胎宝宝发育最快的时期，每日蛋白质的摄入量要增加到 85 克才能满足需要。如果蛋白质摄入严重不足，会影响胎宝宝的大脑发育，也是导致妊高征发生的危险因素，所以孕妈妈每天都应摄入充足的蛋白质，并注意优质蛋白质的比例应达到总蛋白质摄入量的1/2，瘦肉、蛋、鱼、奶及奶制品、大豆及其制品都是优质蛋白质的好来源。

1/2 的优质蛋白质

罗非鱼 100 克	+	猪肝 50 克	+	鸡蛋 1 个

其余蛋白质主要来自米面等主食

面粉 100 克	+	玉米 100 克	+	小米 100 克

孕8月
营养食谱

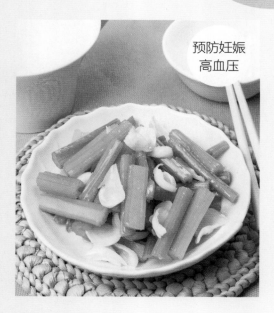

预防妊娠
高血压

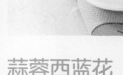

开胃、
防便秘

西芹百合

材料 西芹 250 克，鲜百合 50 克。

调料 蒜末、盐各 3 克，香油少许。

做法

❶ 西芹择洗干净，切小段；鲜百合掰开，洗净；将西芹和百合分别焯烫一下，捞出。

❷ 油锅烧热，下蒜末爆香，倒入西芹段和百合炒熟，加盐，淋上香油即可。

功效 西芹中含有的植物化学物可降低毛细血管的通透性，增加血管弹性，具有降血压功效，搭配有安心、定神功效的百合，可以预防妊娠高血压。

蒜蓉西蓝花

材料 西蓝花 300 克，蒜蓉 30 克。

调料 盐、白糖各 3 克，水淀粉适量，香油少许。

做法

❶ 西蓝花洗净，掰成小朵，焯熟，凉凉。

❷ 锅内放油，烧至六成热，将蒜蓉下锅爆香，倒入西蓝花，加盐、白糖翻炒至熟，用水淀粉勾芡，点香油调味即可。

功效 这道菜清爽少油、营养丰富，有开胃、防便秘的作用。

促进大脑
发育

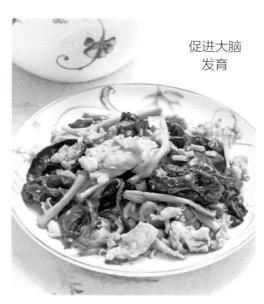

补钙健骨

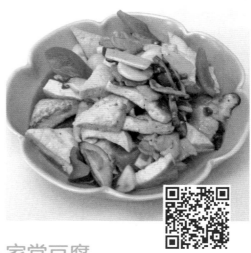

扫一扫，看视频

黄花木耳炒鸡蛋

材料 鸡蛋 2 个，干黄花菜 80 克，干木
耳 20 克。

调料 盐、葱花、水淀粉各适量。

做法

❶ 干黄花菜泡发，洗净，挤干；干木耳放
入温水中泡发，择洗干净，撕成小朵；
鸡蛋洗净，打成蛋液，炒熟盛出。

❷ 锅内加入少量油，待油烧至五成热时，
放入葱花煸香，倒入木耳、黄花菜一起
翻炒片刻，放入盐和少量水继续翻炒 5
分钟左右，加鸡蛋，用水淀粉勾芡即可。

功效 黄花菜、鸡蛋含有卵磷脂，这种物
质是胎宝宝大脑细胞的组成成分，可以促
进胎宝宝大脑发育；木耳富含膳食纤维、
铁等。二者搭配食用，既健脑又强身。

家常豆腐

材料 豆腐 300 克，五花肉 100 克，鲜
香菇、冬笋各 50 克，柿子椒少许。

调料 葱花、姜片、蒜片、酱油各 5 克，
盐 2 克，高汤 40 克。

做法

❶ 豆腐洗净，切三角片；五花肉、冬笋、
柿子椒洗净，切片；鲜香菇洗净，去
蒂切片。

❷ 油锅烧热，下豆腐片煎至金黄色，捞
出；锅内留底油烧热，放肉片、香菇
片、冬笋片、柿子椒片、葱花、姜片、
蒜片炒香。

❸ 放豆腐片、盐、酱油稍炒，加高汤烧至
豆腐软嫩即可。

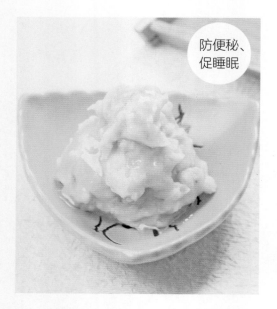

防便秘、
促睡眠

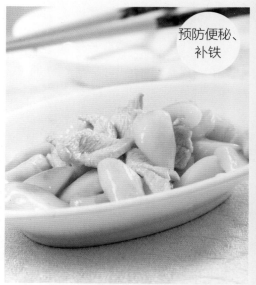

预防便秘、
补铁

香蕉土豆泥

材料 香蕉 150 克，土豆 100 克。

调料 蜂蜜适量。

做法

❶ 香蕉剥皮，将果肉捣碎；土豆洗净，去皮，切块。

❷ 将土豆放入蒸锅内，隔水蒸熟，取出压成泥状，放凉备用。

❸ 将香蕉泥与土豆泥混合，淋上蜂蜜即可。

功效 这道菜富含镁、膳食纤维等，镁能帮助肌肉放松、促睡眠，膳食纤维能促进肠蠕动、防便秘。

茭白炒肉片

材料 猪瘦肉 100 克，茭白 150 克。

调料 盐、料酒、淀粉、酱油各适量。

做法

❶ 茭白去老皮，洗净，切滚刀块；猪瘦肉洗净，切片，加入盐、料酒、淀粉拌匀腌 5 分钟。

❷ 锅内倒油烧热，将腌好的肉片放入锅中翻炒至变色，加入茭白块翻炒，快熟时加入盐、酱油调味即可。

功效 茭白富含膳食纤维，可促进胃肠蠕动、调节便秘，搭配富含铁的猪肉，有预防便秘、补铁的功效。

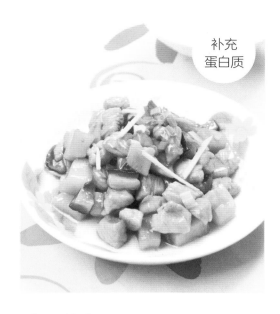

补充
蛋白质

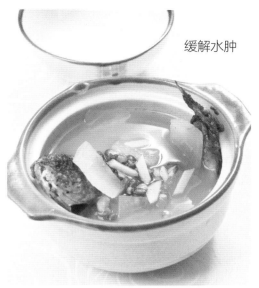

缓解水肿

鸡丁烧鲜贝

材料 鸡胸肉 200 克，鲜贝 150 克，鸡
蛋 1 个，冬笋 15 克，鲜香菇 2 朵。

调料 葱末、姜丝、盐、料酒、水淀粉各
适量。

做法

❶ 鸡胸肉、冬笋、香菇分别洗净，切小
丁；鲜贝切丁，放沸水锅中烫一下，捞
出沥干水分。

❷ 鸡蛋磕入碗内，加水淀粉调成稠糊，放
入鸡丁，抓拌均匀；锅内放适量油，烧
至五成热，倒入鸡丁，炒至八成熟时捞
出，控油。

❸ 锅内留少许油，加葱末、姜丝炝锅，放
入冬笋丁、香菇丁、鲜贝丁翻炒，再放
料酒、适量水，待开锅后，加入鸡丁、
盐翻炒匀，用水淀粉勾芡即可。

功效 鸡胸肉富含蛋白质，鲜贝富含锌、
钙等，搭配冬笋和香菇，营养更全面。

冬瓜红豆鲫鱼汤

材料 红豆 50 克，冬瓜 200 克，鲫鱼
1 条。

调料 姜片、料酒、盐各适量。

做法

❶ 红豆洗净，用冷水浸泡 2 小时以上；
冬瓜洗净，去皮除子，切片。

❷ 鲫鱼收拾干净，洗净，沥水；锅中放少
量油，待油热后开小火，将鲫鱼放进锅
中微煎，至两面微黄即可。

❸ 将煎好的鲫鱼和红豆、冬瓜片、姜片一
起放入砂锅，放适量清水、料酒，大火
煮沸后改小火慢炖 2 小时，加入盐调
味即可。

功效 红豆、冬瓜都是利尿消肿的佳品，
鲫鱼也是很好的健脾祛湿的食材，三者一
起熬汤，不仅味道清淡、富有营养，还可
以缓解妊娠水肿。

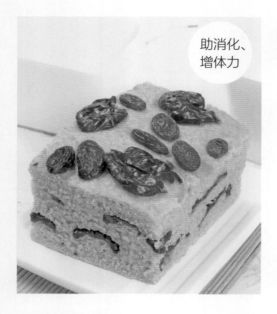

助消化、
增体力

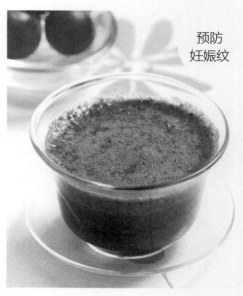

预防
妊娠纹

玉米面发糕

材料　面粉 250 克，玉米面 100 克，无核红枣 50 克，葡萄干 15 克，酵母粉 4 克。

做法

❶ 酵母粉用温水化开，倒入面粉和玉米面搅匀，揉搓成团，盖上湿布醒发至 2 倍大。

❷ 发酵好的面团搓成条，分割成 3 等份，将面剂子分别搓圆按扁，擀成厚约 1.5 厘米、直径约 10 厘米的圆饼。

❸ 放入蒸屉上，撒一层无核红枣，将第二张擀好的面饼覆盖在第一层上，再撒一层红枣，将最后一张面饼放在最上层，分别摆入红枣和葡萄干。

❹ 生坯放入蒸锅中，大火烧开，转中火蒸 25 分钟即可。

功效　玉米面发糕富含膳食纤维、B 族维生素、碳水化合物等营养物质，能促进消化，预防孕妈妈便秘。

菠菜草莓葡萄汁

材料　草莓 50 克，菠菜、葡萄各 100 克。

做法

❶ 菠菜洗净，焯水后捞出，切段；葡萄洗净，切成两半，去子；草莓去蒂，洗净，切小块。

❷ 将上述食材放入榨汁机中，加入适量饮用水搅打均匀即可。

功效　此款蔬果汁含有维生素 C 和抗氧化物质，能够促进血液循环，有助于预防妊娠纹、保持皮肤的光滑与细嫩。

是不是多吃水果宝宝皮肤好？

李大夫答

水果里面富含胡萝卜素、维生素 C、钾等营养素，对胎宝宝成长发育十分重要，但并不是吃得越多越好。一般孕晚期每天吃 200 克即可，吃得太多，容易导致体重超标。另外，水果不能代替蔬菜，虽然二者的营养成分接近，但各有侧重，蔬菜可以提供更多的膳食纤维和矿物质，因此蔬菜和水果每天都必须摄取。

吃完饭总觉得胃部有烧灼感，晚上症状还会加重，如何缓解？

李大夫答

日常饮食一定要少食多餐，平时随身带些有营养且好消化的小零食，如坚果、酸奶等，饿了就吃一些。避免饱食，少食高脂食物和油腻的食物；吃东西的时候要细嚼慢咽，否则会加重肠胃负担；临睡前可以喝一杯热牛奶。多喝水，补充水分的同时还可以稀释胃液。适当摄入发面食物，如馒头干、烤馍等，可以中和胃酸，缓解症状。

孕晚期经常手腕疼，是因为缺钙吗？

李大夫答

孕晚期有的孕妈妈发现自己的手腕弯曲时感觉很疼，有的孕妈妈在孕中期就会出现这种情况，这主要是怀孕后孕激素分泌造成了水钠潴留，引起组织水肿，水肿压迫神经导致手腕疼痛，严重的也称为腕管综合征。一般情况不是缺钙引起的，不需要额外补钙。症状不严重的可以热敷缓解，一般不需要治疗，分娩后会逐渐减轻。

总是睡不好觉，饮食上怎么调节？

李大夫答

有这种情况的孕妈妈在饮食上可以多进食小米粥、香蕉、牛奶，有促进睡眠的作用。此外，还要注意放松心情，白天适当进行散步、做孕妇操等运动。

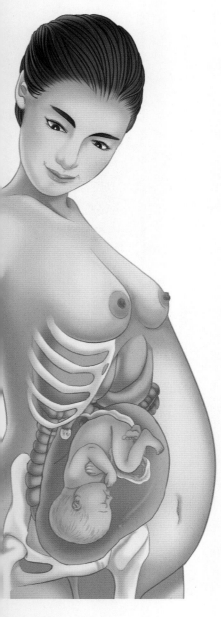

孕9月　既要营养充足又要避免胎儿过大，应该怎么吃

胎宝宝：有各种丰富的表情了

1. 五官：本月胎宝宝的听力已充分发育，还能够表现出喜欢或厌烦的表情。

2. 四肢：胎宝宝此时身体呈圆形，皮下脂肪较为丰富，皮肤的皱纹相对减少，呈淡红色，指甲长到指尖部位。

3. 性器官：男宝宝的睾丸已经降至阴囊中，女宝宝的大阴唇已隆起，左右紧贴在一起，性器官已发育齐全。

4. 呼吸及消化等：第33周，胎宝宝的呼吸系统、消化系统已近成熟。到了第36周，两个肾脏已发育完全。

孕妈妈：体重增长快

1. 由于胎头下降压迫膀胱，孕妈妈会感到尿意频繁。骨盆和耻骨联合处有酸痛不适感，腰痛加重。

2. 这个月末，孕妈妈体重的增长已达到高峰。现在需要每2周做一次产前检查。

重点补充营养素

钙、维生素D：胎宝宝的骨骼继续发育，需要大量的钙和维生素D，也要储存大量的钙为出生做准备。

铜、锌：缺锌、缺铜会增加分娩的难度，胎宝宝的发育也需要这些营养素。

膳食纤维：逐渐增大的子宫会压迫孕妈妈的肠胃，容易引发便秘，多摄入膳食纤维可防便秘。膳食纤维有较强饱腹感，有助于控制食量，避免胎儿长得过大。

孕 9 月养胎指南

控制总热量，避免巨大儿

胎宝宝出生的体重达到 3000~3500 克最适宜，达到或超过 4000 克的为巨大儿，巨大儿会增加难产和产后出血的发生率，对于宝宝来说将来也容易出现肥胖等问题。孕晚期是孕妈妈体重增加比较快的阶段，要注意控制总热量，在补充营养的同时，减少高热量、高脂肪、高糖分食物的摄入，以保持自身和胎宝宝体重的匀速增长。

三餐要按时按点，不要饥一顿饱一顿

胎宝宝的营养完全靠孕妈妈供给，三餐按时按点吃才能保证胎宝宝获取所需要的营养，孕妈妈饿肚子就等于胎宝宝饿肚子，会影响胎宝宝的正常发育。而饿了一顿后下一顿又容易吃得过多，多余的热量会转化成脂肪储存在体内。所以，孕妈妈要避免过饥过饱，三餐按时按顿，可以在三餐之外适当加餐。

增加膳食纤维的摄入，预防便秘

孕晚期，胎儿体重增加快，子宫扩充也快，会给孕妈妈带来负担，引发便秘，便秘又可能引发痔疮，因此要增加膳食纤维的摄入，以促进肠胃蠕动。全谷物、蔬菜和水果中膳食纤维的含量较高，要适当摄入。

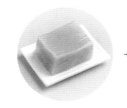 + 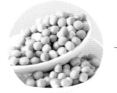 +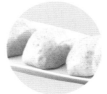

80 克魔芋　　　　　50 克豌豆　　　　100 克荞麦馒头

25~35 克膳食纤维相当于吃 80 克魔芋、
50 克豌豆和 100 克荞麦馒头

一般来说，每天饮食中注意粗细搭配，保证一定量的蔬菜和水果，有豆类及豆制品，就能满足人体一天所需的膳食纤维摄入量

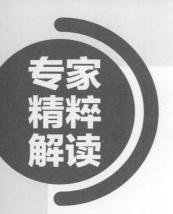

专家精粹解读

孕晚期胃口大开，掌握这些技巧不让体重疯长

扫一扫，听音频

孕晚期是孕妈妈体重增长较快的阶段，一不小心就容易发展成胖妈妈，胎宝宝也容易长得太快成为巨大儿。临近分娩，储存足够营养的同时，一定要防止体重疯长。

选营养密度高的食物

营养密度是指单位热量的食物所含某种营养素的浓度，也就是说一口咬下去，能获得更多有益成分的，就是营养密度高的食物；相反，一口咬下去，吃到的是较高的热量、较多的油脂，就是营养密度低的。

把分量变小点，让种类变多些

孕妈妈的饮食要多样化，就是在总热量不变的情况下，食物的种类越多越好，这样不会导致热量超标，又能从多种食物中摄取到全面营养，有利于胎宝宝的生长发育。

巧搭配、常换样

不同的食物营养各有特点，摄入多种多样的食物才能得到全面的营养，这也是平衡膳食的基本要求。也就是说，食材要巧搭配、常换样。一天下来，要尽量达到荤素搭配、多种颜色搭配、粗细搭配。

低营养密度食物

往往会招致肥胖、"三高"、癌症等慢性病

1. 高糖、高添加剂食物：方便面、起酥面包、蛋黄派、油条等。
2. 高盐食物：咸菜、榨菜、腐乳等。
3. 高脂食物：肥肉、猪皮、猪油、人造奶油、棕榈油、鱼子等，以及炸鸡翅、炸薯条、油条等油炸食品。
4. 饮料：碳酸饮料、甜饮料。

高营养密度食物

增强抵御疾病的能力

新鲜蔬菜

新鲜水果

粗粮

鱼虾类

瘦肉、去皮禽肉

奶及奶制品

大豆及豆制品

再好的食物也不能总吃一种。比如，去皮鸡肉虽富含优质蛋白质、脂肪含量低、热量低，但是铁元素含量相对其他肉类不高，所以要和鱼肉、牛羊肉、猪瘦肉等交替来吃。再比如，菠菜属于高膳食纤维、高叶绿素食物，也不能天天都吃，要搭配其他蔬菜，如芹菜、白菜、白萝卜、油菜、芦笋等。

进餐顺序改一改

1 **水果：**将水果作为正餐的一部分，在正餐之前先进食适量水果，可以减少总热量，还能促进水果中一些脂溶性维生素的吸收。但水果的热量应算在全天总热量里。

2 **喝汤：**孕妈妈在孕晚期消化功能减弱，正式进餐前先喝点汤，可以起到润滑肠道的作用。

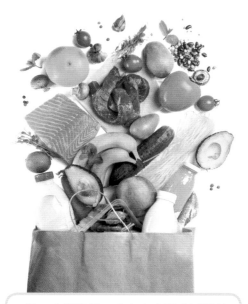

3 **蔬菜类菜肴和主食：**蔬菜能提供丰富的膳食纤维和维生素，还可以先把胃填个半饱，有助于减少肉类等的摄入。主食搭配蔬菜类一起吃，可以减缓餐后血糖升高的速度，主食推荐全谷类、杂豆类。

4 **鱼、肉类菜肴：**吃完主食再吃适量的动物性菜肴，可以补充蛋白质，又能避免摄入过多脂肪。

细嚼慢咽

细嚼慢咽可在食物进入胃之前进行初步的消化，有利于保护胃黏膜。进食过快不仅会加重胃肠道的消化负担，容易导致胃溃疡和胃炎，还容易因进食过多而引发肥胖，并且容易引起血糖上升过快，对于糖尿病等的控制是非常不利的。

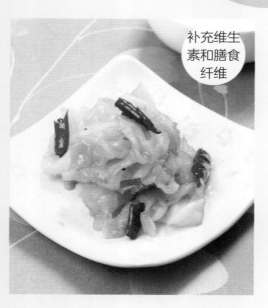

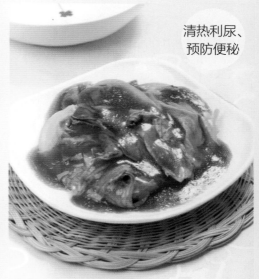

孕9月
营养食谱

补充维生素和膳食纤维

清热利尿、预防便秘

手撕包菜

材料 圆白菜（包菜）300 克。

调料 盐、花椒、酱油、干辣椒各适量。

做法

❶ 圆白菜洗净，一片一片地撕成小片。

❷ 锅中放适量油烧热，放入花椒焐香，捞出花椒，再把干辣椒放到油锅中煸香。

❸ 下入圆白菜片，反复翻炒，快熟时加盐、酱油调味，继续炒至断生即可。

功效 圆白菜富含维生素 C 和矿物质，可以提高免疫力、预防感冒，还能润肠通便、缓解便秘。

蚝油生菜

材料 生菜 400 克。

调料 蒜蓉、料酒各适量，蚝油 8 克。

做法

❶ 生菜洗净，撕成大片备用。

❷ 锅内倒油烧热，下入生菜略炒，盛盘。

❸ 锅内倒少量油烧热，依次放入蒜蓉、蚝油、料酒炒出香味，浇在生菜上拌匀即可。

功效 生菜富含膳食纤维和维生素 C，常吃生菜可以预防孕晚期便秘，还有消炎清热的功效。

促食欲、
补热量

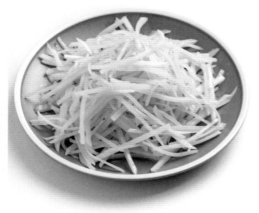

补充膳食
纤维和钙

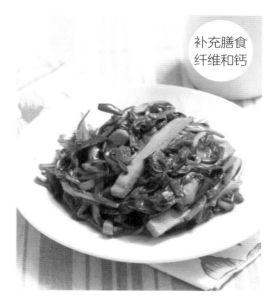

醋熘土豆丝

材料　土豆 300 克。

调料　葱丝、蒜末、盐各 4 克，醋 10 克。

做法

❶ 土豆洗净，削皮切丝，浸泡 5 分钟。

❷ 锅内倒油烧热，爆香葱丝、蒜末，倒土豆丝翻炒，烹醋，加盐继续翻炒至熟即可。

功效　土豆富含膳食纤维、钾，可以促进胃肠蠕动，帮助排便。醋熘的烹饪方式让土豆丝酸脆鲜香，还有助于促进食欲。

香干炒韭菜

材料　豆腐干（香干）200 克，韭菜 100克，虾皮 10 克。

调料　盐 2 克，生抽 4 克，香油少许。

做法

❶ 韭菜择洗干净，去根切段；豆腐干洗净，切成细条；虾皮洗净。

❷ 油锅烧热，下豆腐干、虾皮煸炒，加生抽、盐、韭菜段炒至断生，加香油调味即可。

功效　韭菜富含膳食纤维，豆腐干富含蛋白质和钙，搭配食用可以为孕妈妈补充膳食纤维、钙和蛋白质。

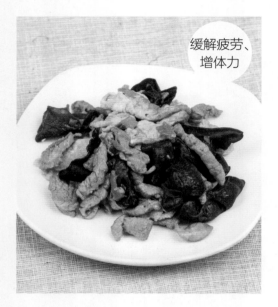
缓解疲劳、
增体力

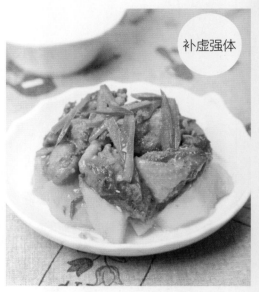
补虚强体

鸡蛋木耳炒肉

材料 猪瘦肉 100 克，鸡蛋 1 个，水发木
耳 50 克。

调料 葱末、姜末、盐各适量，料酒 5 克。

做法

❶ 鸡蛋打散，放盐搅匀；猪瘦肉洗净切
丝，加料酒、盐腌渍；木耳洗净，去蒂
备用。

❷ 锅内倒油烧热，放入鸡蛋液炒熟后盛出。

❸ 锅留底油，下葱末、姜末爆香，放入肉
丝炒至断生，放入鸡蛋、木耳翻炒均匀
即可。

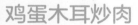 这道菜是孕妈妈补充蛋白质、铁的
好选择，能增强孕妈妈的体质，缓解孕期
疲劳。

土豆蒸鸡块

材料 净鸡肉 300 克，土豆 100 克，米粉
30 克，红甜椒、柿子椒各 20 克。

调料 姜片、老抽各 5 克，豆瓣酱 10 克。

做法

❶ 鸡肉洗净，剁小块，用姜片、老抽腌制
片刻；土豆洗净，去皮，切滚刀块，将
土豆块和鸡块放在一起，加入豆瓣酱、
米粉和油拌匀；红甜椒、柿子椒洗净，
切丝。

❷ 蒸锅加水烧热，将红甜椒丝、柿子椒
丝、鸡块铺在碗底，土豆块铺在上面，
蒸约 40 分钟至熟，反扣在盘子里即可。

功效 土豆含有大量的膳食纤维，能宽肠
通便，帮助孕妈妈防止便秘；鸡肉富含优
质蛋白质、不饱和脂肪酸，能够帮助孕妈
妈增强体力。

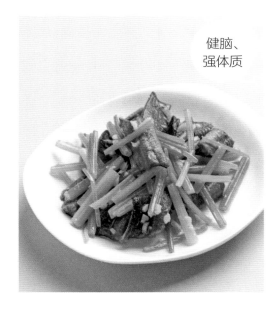

健脑、
强体质

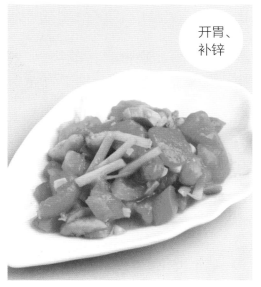

开胃、
补锌

芹菜炒鳝丝

材料 鳝鱼 150 克，芹菜 200 克。

调料 葱末、姜末、蒜末各适量，料酒、酱油各 5 克，香油、盐各 2 克。

做法

1 芹菜择洗净，切段；鳝鱼治净，切段，焯水，捞出备用。

2 锅内倒油烧热，倒入姜末、蒜末、葱末、料酒炒香，倒入鳝鱼段、酱油翻炒至七成熟，倒入芹菜段继续翻炒几分钟，加盐、香油调味即可。

功效 这道菜含优质蛋白质、维生素，可促进胎儿脑部发育、增强孕妈妈体质。

番茄炒扇贝

材料 扇贝肉 200 克，番茄 150 克。

调料 盐 3 克，葱段、蒜末、姜丝各 10 克，料酒适量。

做法

1 扇贝肉洗净，用盐和料酒腌渍 5 分钟，洗净；番茄洗净，去皮，切块。

2 锅置火上，倒入植物油烧至六成热，爆香葱段、姜丝，放入扇贝肉和番茄块翻炒至熟，加盐，撒蒜末即可。

功效 扇贝中的锌、蛋白质含量很高，锌可以促进胎宝宝大脑发育，搭配番茄炒食，还有开胃促食的作用。

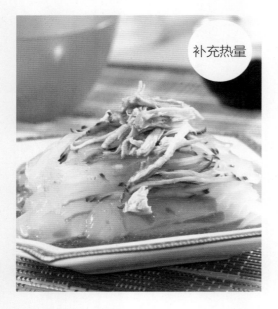

补充热量

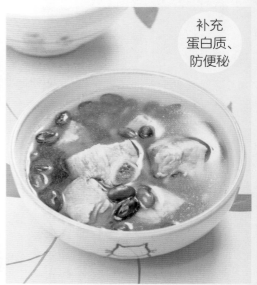

补充
蛋白质、
防便秘

鸡丝粉皮

材料　粉皮、熟鸡肉、黄瓜各 150 克。

调料　盐、白糖、酱油、芝麻酱、香油各
　　　　适量。

做法

❶ 熟鸡肉去骨切丝，盛入碗中，加盐和
白糖拌匀；黄瓜洗净，切细丝，放入
碗中，加酱油、香油拌匀，腌约 10 分
钟；粉皮用热水烫软，沥干，切长条。

❷ 将腌好的黄瓜丝连汁放入盘中，放上切
好的粉皮、鸡丝；芝麻酱放小碗中，加
凉白开稀释，淋在鸡丝、粉皮上，吃时
搅拌均匀即可。

功效　鸡肉富含蛋白质，黄瓜富含维生素，
粉皮富含碳水化合物，三者搭配食用，营
养均衡，口感爽滑。

黑豆排骨汤

材料　黑豆 50 克，排骨 200 克。

调料　盐、料酒、醋各适量。

做法

❶ 黑豆洗净，提前用清水泡一夜；排骨洗
净，切块。

❷ 砂锅中放适量凉水，放入排骨块，大火
煮开后撇净浮沫，加入黑豆，倒料酒、
醋，改小火煲 2 小时左右，加盐调味
即可。

功效　黑豆富含镁、蛋白质、花青素、膳
食纤维，是补肾佳品；排骨可滋阴壮阳、
益精补血。二者搭配可补充蛋白质，预防
孕妈妈便秘。

专题 🔍 网友点击率超高的问题

为什么孕晚期更要注意控制体重?

李大夫答

孕晚期体重容易疯长,进而引发妊娠高血压、妊娠糖尿病等并发症,还容易造成巨大儿和分娩困难,增加剖宫产的概率。所以越是到孕晚期,越要注意饮食,多吃富含优质蛋白质、维生素的低脂肉类、蔬菜,增加豆类、粗粮等的摄取,控制糖分和盐分。

胎儿宫内生长受限怎么办?

李大夫答

胎儿宫内生长受限,是指孕晚期,孕妈妈连续2周以上无体重增加,或者经B超检查发现胎儿发育情况与孕周不相符合的现象。造成胎儿宫内生长受限的原因很多,如孕妈妈营养不良、孕妈妈患有某种疾病、胎盘因素、胎儿染色体异常或者畸形等,医生会根据不同情况采取不同措施。

孕晚期,怎么合理安排晚餐?

李大夫答

晚餐不要过饱,可以把一天的蛋白质、脂肪等集中于早餐和午餐供给,晚餐则选择清淡、好消化的食物,比如清炒蔬菜、蔬菜粥等,这样不易增加肠胃负担,避免胃疼和胃灼热。当然,如果睡前饥饿感强,可适当加餐。

排便一直不太好,应该长期吃粗粮吗?

李大夫答

孕晚期,很多孕妈妈都会出现便秘,粗粮富含膳食纤维,但并不提倡长期大量食用粗粮,因为这样做会影响孕妈妈对钙、铁等矿物质的吸收,还可能加大肠胃负担。可以做米饭时加些杂粮或豆类,把粗粮煮得烂一点以帮助消化吸收。另外,排便不太好还可以通过多吃蔬果来缓解。

Part 4 孕晚期 孕8~10月 胎宝宝出生前的营养存储,怎么吃才够

127

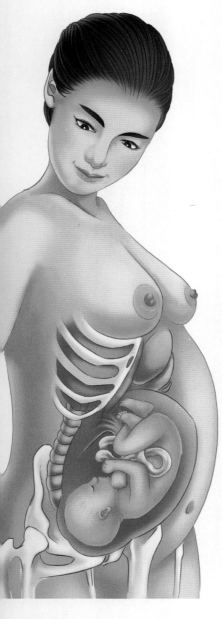

孕 **10** 月　促进顺利分娩
应该怎么吃

胎宝宝：入盆，等待与妈妈见面

1. 感官与神经：第 37 周时，胎宝宝会自动转向光源，这是向光反应。胎宝宝的感觉器官和神经系统可对母体内外的各种刺激做出反应，能敏锐地感知母亲的思考。

2. 四肢：手脚的肌肉已很发达，骨骼已变硬，头发已有 3~4 厘米长了。

3. 器官：身体各器官已发育完成，其中肺是最后一个成熟的器官，在宝宝出生后几小时内它才能建立起正常的呼吸模式。

孕妈妈：身体做好分娩准备

1. 这个月孕妈妈会感到下腹坠胀，这是因为胎宝宝在妈妈肚子里位置下降了，不过呼吸困难和胃部不适的症状逐渐缓解，只是随着体重的增加，行动越来越不方便。

2. 孕妈妈在这几周都会很紧张，这也是正常现象。要尽量放松，注意自己身体的变化，随时做好临产准备。

重点补充营养素

蛋白质：胎宝宝的身体发育需要多种氨基酸的参与。

维生素 K、铁：分娩会失血，要及时补充，可以防止生产过程中的出血，也可以避免新生儿出血性疾病的发生。

维生素 B_1：补充体力，促进分娩。

铜：帮助预防胎膜早破。

孕 10 月养胎指南

饮食多样化，更有利于控制体重

孕 10 月是胎宝宝生长的最后冲刺阶段，在保证胎宝宝生长发育的同时又不能让胎宝宝长得太胖，以免胎儿太大影响分娩的顺利进行。孕妈妈还要储备胎宝宝出生所需的营养以及自身分娩要消耗的热量，因此这个阶段的饮食，平衡最重要。孕妈妈可以少食多餐，增加每天进餐的次数，增加副食的种类，这样既能保证各种营养素均衡摄入，又能满足热量的需要。

补充富含维生素 K 的食物，有助于减少生产时出血

维生素 K 是脂溶性维生素，其主要作用是参与凝血因子的形成，有凝血和防止出血的作用，还参与胎宝宝骨骼和肾脏组织的形成。孕妈妈如果体内缺乏维生素 K，会导致血液中凝血酶减少，容易引起凝血障碍，发生出血症，因此孕晚期要重点补充维生素 K，以避免生产时大出血。富含维生素 K 的食物有菜花、菠菜、莴笋、动物肝脏等。

补充水溶性维生素，促进食欲和肠道蠕动

接近生产，需要补充足够的水溶性维生素，比如维生素 B_1、维生素 B_2、维生素 C 等，这些物质极易缺乏，需要及时补充。对于即将生产的孕妈妈来说，维生素 B_1 尤为重要，可以帮助维持良好的食欲，促进肠道蠕动，还能增加分娩力量，避免产程延长。粗粮谷物中 B 族维生素的含量较高。

专家 精粹 分享

越临近分娩就越要多补铁

整个孕期都需要注意铁的补充，临近生产的时候更不能忽视，宝宝的发育需要铁，而分娩时会流失血，同样需要铁的补充。饮食补铁以富含血红素铁的猪瘦肉、牛瘦肉、猪肝、猪血等为好，此外，植物性食物中的木耳、芹菜、菠菜等也富含非血红素铁，补铁同时多摄入富含维生素 C 的食物，有助于铁吸收。

顺产和剖宫产
临产前的饮食

顺产前的饮食

少食多餐：一般从规律性宫缩开始，产妇需经过 6~12 小时才会进入正式分娩，这期间孕妈妈需要持续不断地补充热量。这时可以少食多餐，一天安排 4~6 餐。

生产过程中要补充能提高产力的食物：生产是非常消耗体力的，但是产妇胃肠分泌消化液的能力降低，蠕动功能减弱，要选择清淡、易消化、高糖分的饮食，如烂面条、牛奶、蛋糕等。

如果实在吃不下要告诉医生：生产时没食欲一定要告诉医生，医生会根据孕妈妈的情况输葡萄糖、生理盐水或其他药物，以补充营养，提供热量。

剖宫产前的饮食

① 手术前 12 小时禁食，否则易引起产妇肠道充盈胀气，影响手术进程。

② 手术前 6 小时不宜喝水。因为手术前需要麻醉，麻醉药对消化系统有影响，可能会引起恶心、呕吐，禁水可以减少这些反应，避免呕吐物进入气管引发危险。

③ 禁食前的饮食宜清淡，利于伤口恢复。少吃易产气的食物，如大豆及其制品、红薯等，因为这些食物会在肠道内发酵，产生大量气体导致腹胀，不利于手术的进行。

辟谣小分队

剖宫产前服用滋补品

很多人认为剖宫产出血较多，在进行剖宫产手术前吃一些西洋参、人参等补品增强体力。其实这非常不科学，参类补品中含有人参皂苷，有强心、兴奋的作用，服用后会使产妇大脑兴奋，影响手术的顺利进行。此外，服用人参后，容易使伤口渗血时间延长，对伤口的恢复也不利。

孕10月
营养食谱

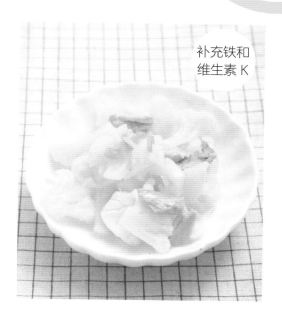

补充铁和
维生素 K

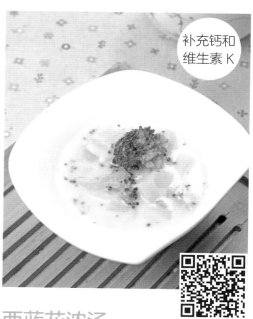

补充钙和
维生素 K

扫一扫，看视频

肉片炒菜花

材料 菜花 300 克，猪瘦肉 100 克。

调料 葱花、姜末、蒜末各 5 克，盐 4 克，
酱油适量，淀粉、香油各少许。

做法

❶ 菜花洗净，切成小朵，焯烫一下；猪瘦
肉洗净，切片，放入酱油、淀粉腌制
10 分钟。

❷ 锅置火上，倒油烧热，下姜末、蒜末爆
香，放入肉片煸炒至变色。

❸ 放入菜花翻炒，加盐调味，待菜花熟软
时，加香油，撒葱花即可。

功效 菜花富含维生素 K，猪瘦肉富含蛋
白质、铁。本道菜能帮助孕妈妈补铁、防
贫血，还有助于凝血，避免生产过程中过
度失血。

西蓝花浓汤

材料 西蓝花 100 克，土豆 200 克，鲜
奶酪 15 克。

调料 盐适量。

做法

❶ 将西蓝花洗净，放盐水中浸泡，掰成小
朵，保留几朵，其余的剁碎；土豆洗
净，削皮，切成丁。

❷ 锅中倒入适量清水，放入土豆丁，大火
煮约 15 分钟，再放入西蓝花碎，煮至
土豆软烂，加入鲜奶酪，搅拌均匀。

❸ 加盐调味，再放入几朵保留的西蓝花，
继续煮 2 分钟即可。

功效 这道菜富含维生素 K 和钙，能预防
生产时出血过多。

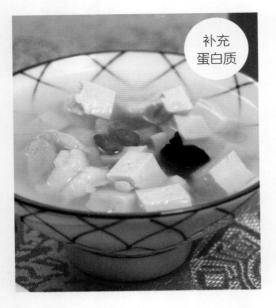

补充
蛋白质

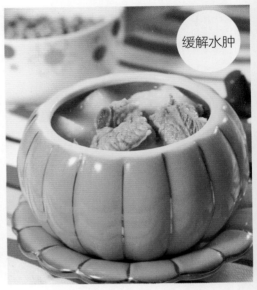

缓解水肿

一品豆腐汤

材料 豆腐 300 克，水发海参、虾仁各 50 克，枸杞子 10 克。

调料 盐、白糖各适量。

做法

❶ 豆腐洗净，切小丁；海参剖开，去内脏，洗净，切小丁；虾仁去肠线，洗净；将海参丁和虾仁焯水备用。

❷ 锅内倒清水烧开，加入豆腐丁、海参丁、虾仁、枸杞子煮 3 分钟，加盐、白糖调味即可。

功效 海参具有养胎利产的功效，豆腐和虾仁都可以补充蛋白质和钙质。这道汤口味鲜滑，易于消化，特别适合孕妈妈喝。

冬瓜腔骨汤

材料 冬瓜 200 克，腔骨 300 克。

调料 葱段、姜片、料酒、盐各适量。

做法

❶ 将冬瓜洗净，去皮、瓤，切小块，放入沸水中焯烫后捞出；腔骨洗净，剁成块，放入沸水中焯烫后捞出，洗净备用。

❷ 锅内倒油烧热，下入葱段、姜片炝锅，加入料酒、适量清水，放入腔骨大火煮开，改小火炖 1 小时，再放入冬瓜块，炖 15 分钟至冬瓜熟软，加盐调味即可。

功效 冬瓜可以利尿消肿，腔骨可以补钙强身，这道汤特别适合水肿的孕妈妈喝。

补铁、
促便

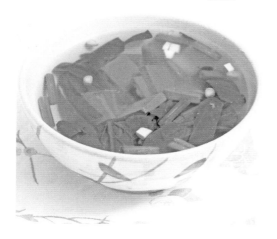

补充蛋白
质和钙

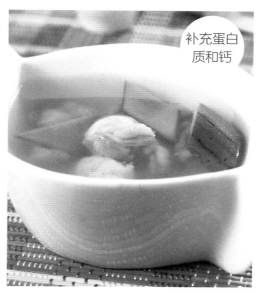

菠菜鸭血汤

材料 鸭血 250 克，菠菜 150 克。

调料 葱末 5 克，盐 3 克，香油 2 克。

做法

❶ 将鸭血洗净，切片；菠菜去老叶，洗净，焯水，捞出，切段备用。

❷ 锅置火上，倒植物油烧热，放入葱末煸炒出香味，倒入适量清水煮开，放入鸭血片煮沸，转中火焖 10 分钟。

❸ 放入菠菜段，加入盐，小火煮 1 分钟，淋香油即可。

功效 这道汤富含铁，能为孕妈妈补充铁，预防孕妈妈贫血。

虾仁丝瓜汤

材料 鲜虾 200 克，丝瓜 1 根。

调料 蒜末、盐、料酒、淀粉、水淀粉、香油各适量。

做法

❶ 鲜虾去壳，取虾仁，去肠线，洗净，放入碗中，用料酒、淀粉腌渍；丝瓜洗净，去皮，切片。

❷ 锅内倒油烧热，炒香蒜末，放入丝瓜片翻炒至变色，倒入适量清水烧开，放入虾仁，待其变红，加入盐调味，用水淀粉勾芡，淋上香油即可。

功效 虾仁富含蛋白质和钙质，与丝瓜共同熬汤，不仅营养丰富，而且清淡爽口，非常适合生产前喝。

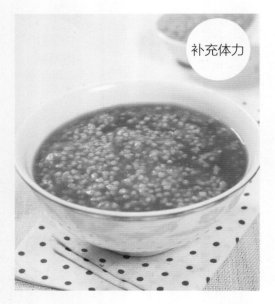

补充体力

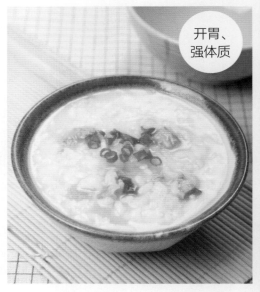

开胃、
强体质

红糖小米粥

材料 小米 100 克，红糖 10 克。

做法

1. 小米淘净，浸泡约 30 分钟。
2. 锅中加适量水，放入小米，中火煮约 20 分钟。
3. 熬至黏稠时，加入红糖，转小火熬 2 分钟即可。

功效 小米富含维生素 B_1、碳水化合物，红糖有暖胃的作用。这道粥能暖身，帮助孕妈妈快速补充体力。

香菜牛肉粥

材料 香菜 20 克，牛肉 50 克，大米 80 克。

调料 葱花、姜末、料酒、盐各适量。

做法

1. 香菜洗净，切段；牛肉洗净，切成丁；大米淘洗干净。
2. 锅内倒油烧热，爆香葱花、姜末，下牛肉丁煸炒，倒入料酒、清水烧沸。
3. 下大米煮沸，用小火熬煮至粥稠，加入香菜段，用盐调味即可。

功效 牛肉有健脾胃的功效，还是增强孕妈妈体质的佳品，将牛肉与大米熬煮成粥，再加点香菜提味，可以促进孕妈妈食欲。

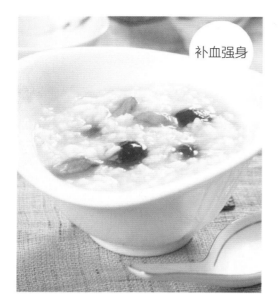

补血强身

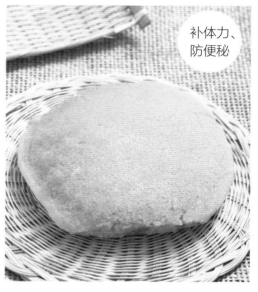

补体力、防便秘

花生红枣粥

材料 花生米、红枣各 20 克，大米 100 克。
调料 冰糖适量。

做法

❶ 花生米和红枣洗净；大米淘洗干净。

❷ 锅内倒入适量清水烧沸，下花生米、红枣煮沸，转小火煮至花生米和红枣软烂，再加入大米，煮至粥稠，加冰糖煮化即可。

功效 花生和红枣都是补血强身的好东西，这道花生红枣粥非常适合产前、产后喝。

玉米饼

材料 玉米面 160 克，面粉 60 克，酵母 2 克。

做法

❶ 将玉米面、面粉、酵母搅匀，加水和成面团，醒发后揉匀，搓成长条，分割成若干等份；取面剂子，搓圆，再按扁。

❷ 电饼铛中放少许植物油烧热，放入玉米饼，烙至两面金黄即可。

功效 玉米饼富含膳食纤维和碳水化合物，可以为孕妈妈补充体力，促进分娩。

为了积蓄体力，是不是要好好补补？

李大夫答

有些孕妈妈觉得生产时需要耗费大量体力，因此在临产前就增大饭量或者食用一些补品，其实这是错误的，因为饭量猛增会加重肠胃负担，造成肠胃不适或者消化不良。临产前饮食要重质不重量，少食多餐。饮食以口味清淡、易消化为佳，可以吃些有营养的粥或者清淡的面条汤、藕粉等。

临产前 1 周吃些什么对生产有帮助？

李大夫答

临产前 1 周适量食用西蓝花、紫甘蓝、香瓜、麦片、全麦面包等，以获得维生素 K，预防生产时大出血；食用豆类、糙米、牛奶等，以补充身体内的维生素 B_1，避免生产时产程延长；食用牛瘦肉、海鱼、牡蛎、核桃等高锌食物，有助于增强子宫有关酶的活性，促进子宫收缩，使胎宝宝顺利娩出。

临近生产，一直觉得有些紧张，吃点什么能缓解呢？

李大夫答

到了这个月，很多孕妈妈都会产生产前焦虑现象，这不仅影响母胎的健康，而且不利于分娩。孕妈妈在食物搭配上要多样化，不要单一只吃一种食物。可以每天吃一根香蕉，能促进大脑分泌内啡肽，缓解不良情绪，而且香蕉富含镁，有助于镇静安神。

Part

5

出现某些小病痛时，
怎么吃不耽误
胎宝宝生长

感冒

饮食要点

1. 少食多餐，清淡饮食，可改为半流质饮食，如面片汤、龙须面、小馄饨、菜泥粥、蛋花粥等，减轻胃肠负担。

2. 多补充水分，加速病毒排出。如果伴有高热、咳嗽且出汗多，喝水的量一般要达到每日 2000 毫升或更多。

3. 多吃富含维生素 C 的新鲜蔬果，如圆白菜、西蓝花、鲜枣、橘子、猕猴桃等，能提高免疫力，加快痊愈。

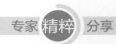

专家 **精粹** 分享

缓解感冒症状的小办法

- **鼻塞严重：**可以选用安全的生理性海水鼻腔喷雾器护理。
- **嗓子疼：**可以用淡盐水漱口。
- **咳嗽：**多喝水，睡觉时把上半身稍微垫高 30~45 度。

对抗感冒的食谱推荐

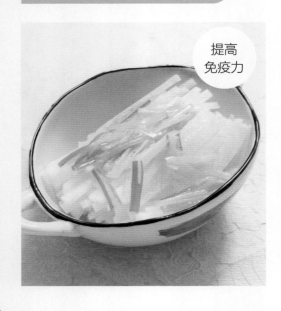

提高
免疫力

葱油萝卜丝

材料　白萝卜 300 克，大葱 20 克。
调料　盐 3 克。
做法
❶ 白萝卜洗净，去皮，切丝，用盐腌渍，沥水，挤干；大葱洗净，切丝。
❷ 锅置火上，倒油烧至六成热，下葱丝炸出香味，浇在萝卜丝上拌匀即可。

功效　孕妈妈常吃白萝卜，可以增强免疫力。白萝卜含维生素 C 和微量元素锌，有助于提高抗病能力。

草菇炒白菜

材料 白菜 300 克，草菇 150 克。

调料 葱花、姜末、蒜蓉各 5 克，盐 3 克。

做法

❶ 白菜洗净，切成薄片；草菇洗净，一切
两半。

❷ 锅中油烧热，下姜末、蒜蓉、葱花爆
香，倒入白菜片炒至六成熟，下入草菇
炒熟，放入盐略炒即可出锅。

功效 白菜含有大量的膳食纤维和维生
素 C，草菇富含矿物质和 B 族维生素，二
者搭配可促进排毒、增强机体的抗病能力。

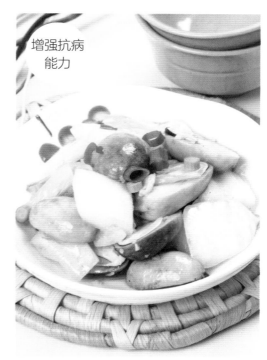

增强抗病
能力

豆腐葱白豆豉汤

材料 豆腐 250 克，豆豉 15 克，葱白
20 克。

调料 盐适量。

做法

❶ 豆腐洗净，切小块；葱白洗净，切丝。

❷ 锅内油烧热，放入豆腐块略煎，捞出
沥油。

❸ 另起锅，倒入适量清水，加入煎好的豆
腐块和豆豉，煮沸后继续煮 10 分钟，
再加入葱白丝继续煮片刻即可。

功效 这道汤具有散寒发汗、缓解头痛的
作用，适用于风寒感冒、鼻塞、咽痛的孕
妈妈。

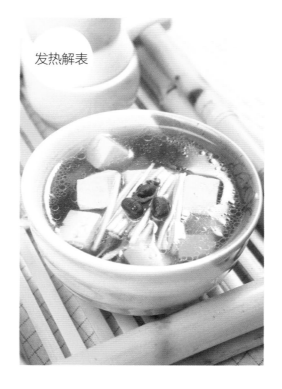

发热解表

失眠

饮食要点

1. 钙和镁并用，是天然的放松剂。补钙的同时也要适量补充含镁丰富的食物，如燕麦、糙米、花生、香蕉等。

2. 足够的 B 族维生素可改善失眠症状。富含维生素 B_1 的食物有燕麦、花生、猪肉、深绿色蔬菜、牛奶等；富含维生素 B_6 的食物有动物肝脏、大豆、紫甘蓝、糙米、鸡蛋、燕麦、花生、核桃等；富含烟酸的食物有羊肉、猪肉、花生、小米等。

3. 晚餐不要吃太饱，否则会引起胃部不适，影响入眠。

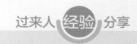

过来人 经验 分享

睡前一杯牛奶有助睡眠

牛奶含有色氨酸和肽类，能促进大脑细胞分泌出使人昏昏欲睡的神经递质——5-羟色胺，能调节人体生理功能，解除疲劳。因此，孕妈妈最好在睡前半小时喝一杯牛奶，这样就能睡一个香甜的好觉了。

缓解失眠的食谱推荐

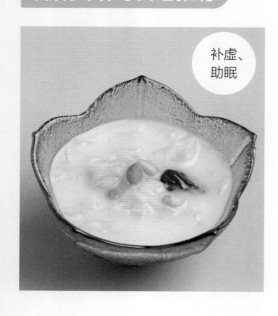

补虚、助眠

牛奶炖花生

材料 牛奶 200 克，花生米、水发银耳各 30 克，枸杞子 10 克，红枣 20 克。

做法

❶ 水发银耳洗净，撕小朵；花生米洗净，浸泡备用；枸杞子洗净；红枣洗净，去核，撕成小块。

❷ 将花生米、水发银耳、枸杞子、红枣放入碗中，加适量清水，入锅炖 1 小时，加入牛奶搅匀即可。

功效 这道汤富含色氨酸，可以稳定神经，让人产生困意，对改善失眠有帮助。

百合莲子红豆粥

材料　糯米、红豆各 70 克，莲子 50 克，
　　　　干百合 15 克。

做法

❶ 糯米、红豆分别洗净，用水浸泡 4 小
时；莲子洗净，去心；干百合洗净，
泡软。

❷ 锅置火上，加适量清水煮沸，放入红豆
煮至七成熟，再放入糯米、莲子，用大
火煮沸，转小火熬 40 分钟，放入百合
煮至米烂粥稠即可。

功效 红豆可以养心安神，莲子可以清心
润燥，百合具有很好的安眠作用。这道粥
很适合孕妈妈食用，不仅能补充丰富的营
养，还能助眠。

安神助眠

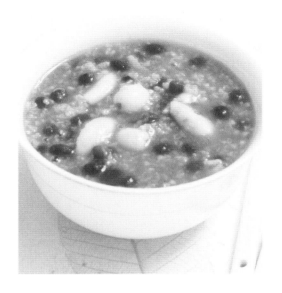

鳝鱼小米粥

材料　小米 100 克，鳝鱼 80 克。
调料　姜丝、葱花各少许，盐 2 克。

做法

❶ 小米淘洗干净；鳝鱼去头和内脏，洗
净，切段。

❷ 锅中油烧热，下姜末、葱花爆香，倒
入适量清水煮沸，放入小米煮约 15 分
钟，放入鳝段、姜丝，转用小火熬至粥
稠，加盐、葱花调味即可。

功效 这道粥可以改善失眠，还有补虚、
利尿消肿的作用。

提升睡眠
质量

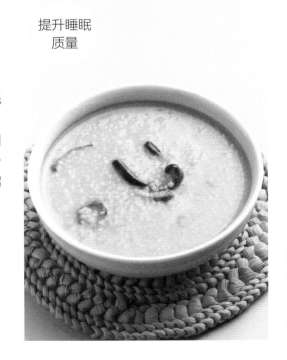

Part 5　出现某些小病痛时，怎么吃不耽误胎宝宝生长

便秘

饮食要点

1. 孕妈妈可在饮食中适量增加富含膳食纤维的食物，以促进肠道蠕动、预防便秘，银耳、木耳、紫菜、黄豆、豌豆、荞麦、绿豆、红枣、玉米、燕麦、石榴、桑葚、芹菜等都是不错的选择。

2. 多喝水可改善便秘，孕妈妈每天喝水应达到 1500~1700 毫升。

3. 适量摄入油脂有润肠的功效，但不能过量，否则会引起肥胖。每天适当吃点花生、核桃、芝麻、松子等坚果类食物，有助于润肠通便。

4. 每天一杯酸奶，能够维护肠道菌群的平衡，可有效缓解慢性便秘。

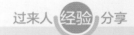

过来人 经验 分享

多运动、保持好心情，可缓解便秘

我怀老二的时候也出现过便秘的情况，当时就很烦躁，可是越烦躁就越排不出来。后来我听了医生的建议，除了调整饮食以外，每天还坚持户外运动 1 小时，因为身体动起来肠子才能动起来，慢慢便秘就改善了。

缓解便秘的食谱推荐

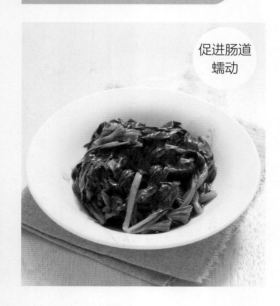

促进肠道蠕动

凉拌芹菜叶

材料 芹菜叶 200 克。

调料 酱油、醋、白糖各 5 克，盐、香油各少许。

做法

❶ 芹菜叶洗干净，焯熟捞出，控净水。

❷ 将芹菜叶与盐、酱油、白糖、醋、香油拌匀即可。

功效 芹菜叶富含膳食纤维，孕妈妈食用能促进肠道蠕动、预防便秘。

木耳炒白菜

材料 白菜 250 克，干木耳 15 克。

调料 盐 3 克，白糖、生抽各 5 克，水淀粉 15 克。

做法

1. 白菜洗净，切片；木耳泡发好，撕成小朵，洗净。
2. 锅内倒油烧至六成热，放入白菜片煸炒至发蔫，放入木耳煸炒。
3. 调入生抽和白糖，翻炒至八成熟，放入盐略炒两下，勾入水淀粉收汁即可。

功效 木耳和白菜均富含膳食纤维，搭配食用能帮助肠道内的毒素快速排出体外。

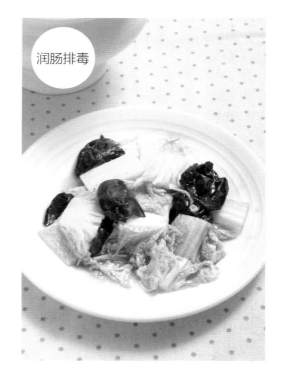

润肠排毒

南瓜红枣燕麦粥

材料 南瓜 200 克，原味燕麦片 80 克，红枣 15 克，枸杞子 10 克。

做法

1. 将南瓜洗净，去皮去瓤，切小块；红枣、枸杞子洗净，红枣去核。
2. 砂锅中放入适量水，倒入南瓜块，煮开后再煮 20 分钟左右。
3. 放入燕麦片、红枣、枸杞子，续煮 10 分钟左右即可。

功效 这道粥不仅富含膳食纤维，有利于润肠通便，还能补充丰富的碳水化合物、维生素和矿物质，口感香甜，十分美味。

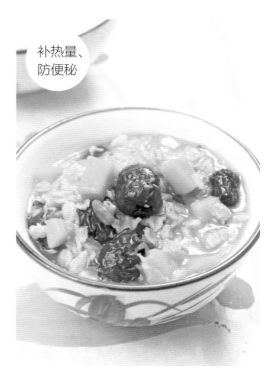

补热量、防便秘

腿抽筋

饮食要点

1. 多吃高钙食物可缓解腿抽筋，如奶及奶制品、香菇、紫菜、豆类及其制品等都是补钙佳品。

2. 如果通过食补效果不好，可在医生指导下服用钙片来补钙。

3. 富含草酸的食物能与钙结合形成不溶性物质，影响钙的吸收，应避免与富含钙的食物和制剂一同食用。如香菜、竹笋、芹菜等，食用前应焯水去草酸。

4. 摄入足量的钾和镁可缓解腿抽筋，富含钾或镁的食物有香蕉、紫菜、海带、油菜、土豆、谷类等。

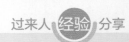

过来人 经验 分享

快速缓解腿抽筋的小妙招

我怀着宝宝的时候，发生过几次腿抽筋，是用这种方法来缓解的：发生小腿抽筋时，可以把腿绷直，然后扳起大脚趾，很快就不疼了。

预防腿抽筋的食谱推荐

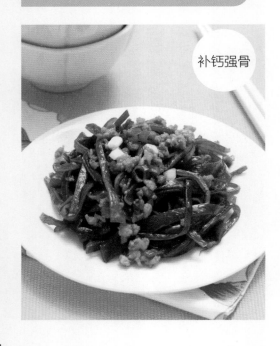

补钙强骨

肉末烧海带

材料 水发海带 250 克，猪里脊肉 50 克。

调料 葱花 5 克，盐 2 克，酱油 15 克。

做法

❶ 水发海带洗净，切丝；猪里脊肉洗净，切成肉末。

❷ 炒锅置火上，倒入油烧至七成热，放入葱花炒香，加肉末炒熟。

❸ 倒入海带丝翻炒均匀，加酱油和少许清水烧至海带软烂，用盐调味即可。

功效 海带富含钾和镁，搭配猪肉炒食，能帮助预防腿抽筋。

虾皮丝瓜汤

材料 丝瓜 50 克，虾皮 3 克，紫菜 2 克。

调料 香油少许。

做法

❶ 丝瓜去皮洗净，切成片；虾皮洗净。

❷ 锅置火上，放植物油烧热后倒入丝瓜片煸炒，加适量水，煮沸后加入虾皮、紫菜，小火煮 2 分钟左右，滴入香油即可。

功效 虾皮富含钙，丝瓜有消水肿的功效，很适合孕期腿抽筋或者水肿的孕妈妈食用。

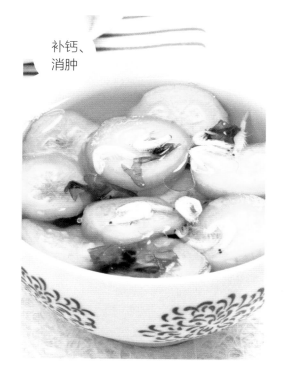

补钙、消肿

奶酪土豆泥

材料 土豆 200 克，奶酪 20 克，牛奶 100 克。

调料 黑胡椒碎、花椒、鸡汤、盐各适量。

做法

❶ 土豆去皮，煮至烂熟，压成泥，放入小碗中。

❷ 把奶酪、牛奶加入土豆泥中，搅拌均匀。

❸ 另取锅烧开鸡汤，放入黑胡椒碎和花椒，煮透后加盐调味，去掉花椒。

❹ 将调配好的鸡汤倒入土豆泥中，可根据口感决定稀稠。

功效 土豆富含钾，奶酪和牛奶富含钙，一起食用不仅利于消化，还能补充丰富的钙质，可强健骨骼，防止腿抽筋。

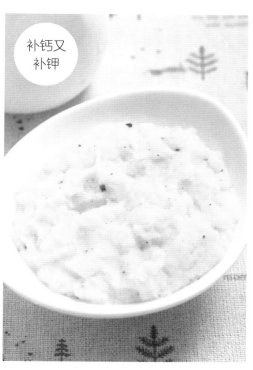

补钙又补钾

牙龈炎

饮食要点

1. 补充维生素C可预防牙龈炎：怀孕期间缺乏维生素C，孕妈妈容易出现抵抗力下降，还会影响对铁的吸收，从而引发牙龈肿胀出血、牙齿松动等症状。富含维生素C的食物有鲜枣、柑橘类、草莓、猕猴桃、柿子椒、菠菜、菜花等。

2. 补充钙质，坚固牙齿：骨质疏松容易导致牙龈炎，可以多吃富含钙质的食物来强化骨骼和牙齿，从而改善牙齿疾病。含钙丰富的食物有豆类及豆制品、奶及奶制品、海产品等。

3. 多吃生蔬菜可清洁牙龈：生蔬菜由于膳食纤维没有被破坏，在食用的时候能帮助清洁口腔。孕妈妈不妨每天食用一点适宜生吃的蔬菜，以避免牙龈炎。也可以将不同的蔬菜凉拌食用。

预防牙龈炎的食谱推荐

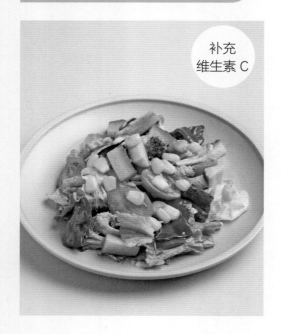

补充
维生素C

生菜沙拉

材料 生菜200克，黄瓜、紫甘蓝、西蓝花、圣女果、玉米粒各50克。

调料 醋10克，黑胡椒粉、盐各3克，橄榄油2克。

做法

❶ 将生菜、紫甘蓝洗净，撕成片；西蓝花洗净，掰朵，焯熟；玉米粒洗净，焯熟；黄瓜洗净，切块；圣女果洗净，切片。

❷ 将醋、黑胡椒粉、盐、橄榄油混匀成油醋汁；将所有材料放盘中，浇上油醋汁，拌匀即可。

橙香鱼柳

材料　鱼柳 100 克，橙子 1 个。

调料　盐、白胡椒粉各 2 克。

做法

❶ 鱼柳洗净，切成小块，用盐和白胡椒粉腌渍 15 分钟；橙子去皮及子，切成小块。

❷ 锅置火上，倒油烧热，将腌好的鱼块煎成金黄色，盛出。

❸ 将橙子块放入料理机内打成汁，将橙汁均匀地浇在鱼块上即可。

功效　橙子含有丰富的维生素 C，鱼的钙含量很丰富，二者做菜食用能补充营养，缓解孕妈妈牙龈肿痛、出血等。

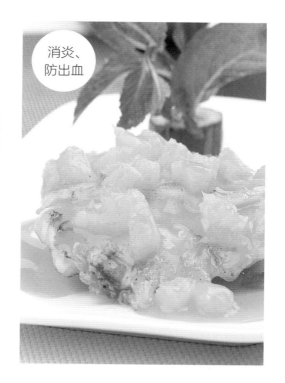

消炎、防出血

牛奶玉米汁

材料　玉米 150 克，牛奶 300 克。

做法

❶ 将玉米洗净，剥粒。

❷ 将玉米粒倒入豆浆机中，加适量清水至上下水位线之间，煮至豆浆机提示做好，倒入牛奶即可。

功效　牛奶含钙丰富，孕妈妈饮用可以补钙，强化骨骼，从而改善牙齿疾病。

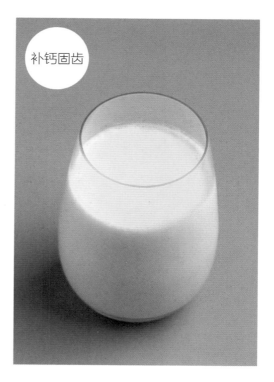

补钙固齿

Part 5　出现某些小病痛时，怎么吃不耽误胎宝宝生长

缺铁性贫血

饮食要点

1. 补铁首选猪血、猪肝、红肉，比如动物肝脏、动物血、畜肉等。有缺铁性贫血症状的孕妈妈最好每天食用 40~75 克红肉。

2. 选择食物时应选择含铁量比较高的红色、黑色和深绿色食物，如黑米、黑豆、红枣、桑葚、木耳、芝麻、菠菜等，辅助补铁。

3. 补铁同时补维生素 C，如橙子、猕猴桃、樱桃、柠檬、西蓝花、南瓜等富含维生素 C 的食物，可促进铁吸收。

4. 摄入优质蛋白质，如瘦肉类、鸡蛋、大豆及其制品等，有利于补血。

改善缺铁性贫血的食谱推荐

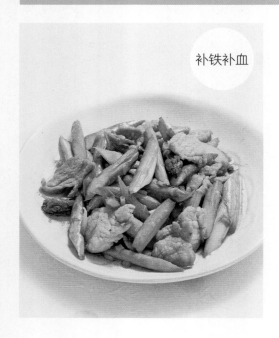

补铁补血

芦笋炒肉片

材料 芦笋 200 克，猪里脊肉 100 克。

调料 葱末、姜末各 5 克，盐 1 克，酱油 2 克，淀粉 8 克。

做法

❶ 芦笋洗净，去掉老根和皮，焯熟，捞出，切段。

❷ 猪里脊肉洗净，用沸水焯至七成熟，捞出切片，用盐、酱油和淀粉腌渍，入油锅滑至变色后盛出。

❸ 锅内倒油烧热，爆香葱末、姜末，加入芦笋段煸炒，加酱油、盐，倒肉片翻匀炒熟即可。

红枣桂圆乌鸡汤

材料 乌鸡半只，红枣、桂圆肉、枸杞子各10克。

调料 姜片、葱段、料酒、盐各适量。

做法

① 乌鸡治净，剁成小块，焯烫，捞出；红枣、枸杞子分别洗净。

② 砂锅内加入适量清水，放入乌鸡块、红枣、桂圆肉、枸杞子、葱段、姜片、料酒，大火煮沸，小火煲3小时，出锅前调入盐即可。

功效 乌鸡低脂肪，富含铁、锌等，搭配有益气补血的红枣、桂圆，对孕妈妈缓解缺铁性贫血有帮助。

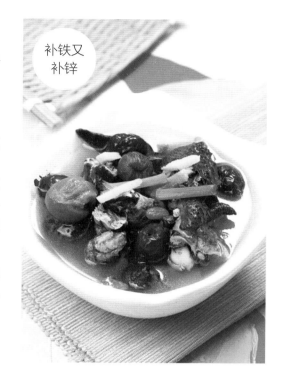

补铁又补锌

西蓝花炒牛肉

材料 西蓝花200克，牛肉100克，胡萝卜40克。

调料 料酒、酱油各10克，盐3克，淀粉、葱末、蒜蓉、姜末各5克。

做法

① 牛肉洗净，切片，加盐、料酒、酱油、淀粉腌渍15分钟；西蓝花择洗干净，掰成小朵；胡萝卜洗净，去皮，切片。

② 锅内倒油烧热，下蒜蓉、姜末、葱末炒香，放入牛肉片翻炒，再加入胡萝卜片、西蓝花，加料酒后略炒，加盐调味即可。

功效 牛肉富含肌氨酸、铁、锌等，可为孕妈妈补铁、补血，同时还能补虚暖胃，提高孕妈妈的抵抗力。

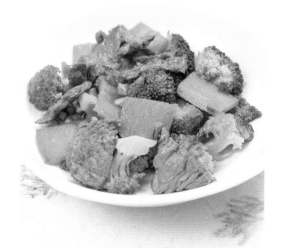

补充铁和维生素 C

水肿

饮食要点

1. 饮食清淡，少吃盐，减少水钠潴留。孕妈妈每天的食盐摄入量应在 6 克内。不吃烟熏、腌制食品以及刺激性食物。

2. 每天一定要保证足够的肉类、蛋类、奶类、大豆及其制品等富含蛋白质的食物，以提高血浆中白蛋白的含量，从而缓解水肿。有轻微水肿者适当吃利尿食物，如冬瓜、黄瓜、红豆等，有助于缓解水肿症状。

缓解水肿的食谱推荐

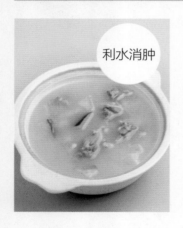

利水消肿

老鸭薏米煲冬瓜

材料　冬瓜 200 克，老鸭 400 克，薏米 40 克。

调料　陈皮、姜片各 3 克，盐 2 克。

做法

❶ 薏米洗净，清水浸泡 4 小时；冬瓜洗净，去瓤，带皮切块；老鸭洗净，切块，冷水入锅，煮开去污，凉水洗净。

❷ 将老鸭、薏米、陈皮、姜片放入锅中，加入适量水，大火烧开，转小火炖 1 小时，放入冬瓜块，炖 20 分钟，放入盐即可。

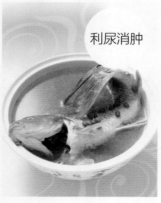

利尿消肿

红豆鲤鱼汤

材料　鲤鱼 1 条，红豆 50 克。

调料　姜片、盐、淀粉各适量，陈皮 10 克。

做法

❶ 将鲤鱼宰杀，去鳞、鳃及内脏，洗净，将鱼裹上淀粉，过油煎一下；红豆洗净，浸泡 4 小时。

❷ 锅中加水，烧开后加红豆、陈皮、姜片，炖煮 1 小时，放入鲤鱼煮至豆熟，加入盐调味即可。

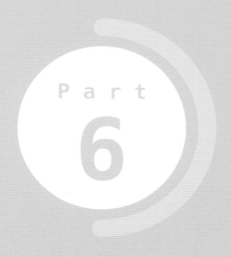

Part

6

特殊症状孕妈妈
怎么吃最安胎

血脂偏高

饮食要点

1. 首先要控制总热量的摄入，如在做米饭或煮粥时，加入杂豆或者粗粮。

2. 应提防饱和脂肪酸的摄入。白肉可选择三文鱼、鳕鱼等含有较多多不饱和脂肪酸的深海鱼，而红肉可选择热量偏低的牛瘦肉。

3. 血脂异常的孕妈妈宜少吃动物油，选择橄榄油、葵花子油、花生油等植物油。

4. 要限制胆固醇的摄入，如动物内脏、肥肉、鱼子、动物皮等胆固醇含量高的食物应避免摄入。

5. 血脂偏高的孕妈妈宜每日摄入 25 克的膳食纤维。富含膳食纤维的食物有燕麦、糙米、玉米、芹菜、圆白菜、木耳、海带等。

血脂偏高的营养食谱

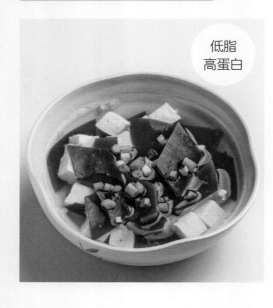

低脂
高蛋白

海带炖豆腐

材料　豆腐 300 克，水发海带 100 克。
调料　葱花、姜末各 5 克，盐 3 克。
做法

❶ 海带洗净，切成片；豆腐先切成大块，焯烫捞出，然后切成小方块。

❷ 锅内倒入适量油烧热，放姜末、葱花煸香，加豆腐块、海带片、适量清水大火煮沸，改用小火炖 10 分钟，调入盐即可。

功效　豆腐能为孕妈妈提供大量的蛋白质和钙，海带含有膳食纤维，能清除附着在血管壁上的胆固醇，达到降血脂的功效。

凉拌莴笋丝

材料 莴笋 400 克。

调料 醋 10 克，盐 2 克，白糖、香油各 5 克。

做法

❶ 莴笋去叶，削皮，切成细丝。

❷ 将莴笋丝放入容器中，加盐、白糖、醋、香油拌匀即可。

功效 莴笋富含膳食纤维、钾，能促进胆固醇排出，有调脂降压的作用。

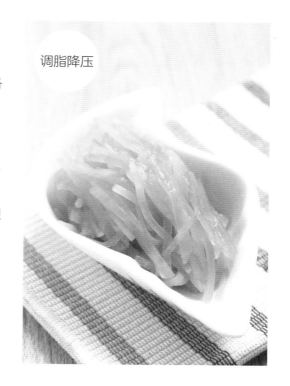

调脂降压

荞麦面煎饼

材料 荞麦面 150 克，鸡蛋 1 个，豆腐丝、猪瘦肉各 50 克，圆白菜丝、柿子椒丝各 30 克。

调料 酱油、盐各适量。

做法

❶ 鸡蛋打散；猪瘦肉洗净，切丝；荞麦面中加入鸡蛋液、盐，先和成硬面团，再分次加水，搅拌成糊状。

❷ 将平底锅烧热，涂上油，倒入适量面糊，转匀，待熟后即可出锅。

❸ 将肉丝、圆白菜丝、柿子椒丝、豆腐丝加盐、酱油炒熟，卷入煎饼内即可。

功效 这款煎饼可以补充身体所需蛋白质，还能促使多余脂肪排出体外。

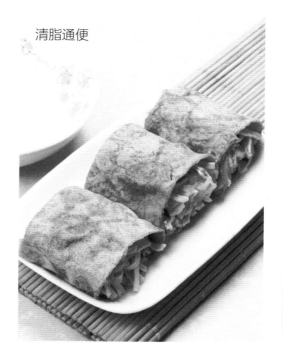

清脂通便

饮食要点

1. 注意餐次分配，少食多餐。孕妈妈可在正常的三餐之外匀出一些热量作为加餐，防止低血糖的发生。

2. 适当限制碳水化合物的摄入，食用生糖指数低的主食。

3. 限制饱和脂肪酸含量高的食物，如动物油脂、红肉、全脂奶等；增加含不饱和脂肪酸的食物的摄入，如橄榄油、坚果、去皮禽肉、鱼肉等。

4. 保证充足的蛋白质摄入，每天 70~80 克，其中大豆及其制品、去皮禽肉、鱼虾、鸡蛋、瘦肉、低脂奶等优质蛋白质的量要占到蛋白质总量的 1/2。

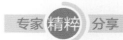

专家 精粹 分享

血糖控制不好就要采用胰岛素治疗

如果血糖控制得不好，就需要加用胰岛素了。胰岛素不会通过胎盘，对胎宝宝没有影响。生完宝宝可以停用胰岛素，否则会对胰岛素产生依赖。需要提醒各位孕妈妈的是，注射胰岛素期间，孕妈妈一定要合理饮食，不吃高生糖指数食物。

妊娠糖尿病的营养食谱

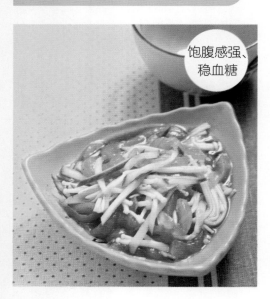

饱腹感强、稳血糖

扫一扫，看视频

凉拌魔芋

材料 魔芋 200 克，黄瓜、金针菇各 50 克。
调料 盐、香油、醋各 3 克。
做法

❶ 魔芋洗净，切条，焯熟；黄瓜洗净，切丝；金针菇洗净，从根部撕散，焯熟。

❷ 把魔芋条、黄瓜丝、金针菇放入碗中，加入盐、香油、醋拌匀即可。

功效 魔芋有很强的饱腹感，其中的葡甘露聚糖有延缓葡萄糖和脂肪吸收的作用，可平稳血糖、降血脂。

空心菜炝玉米

材料 空心菜 300 克，玉米粒 100 克，柿子椒 50 克。

调料 盐 3 克，葱花、姜末、蒜末各适量。

做法

❶ 空心菜洗净，入沸水中焯烫，沥干，切段；柿子椒洗净，去蒂及子，切丁。

❷ 锅内倒油烧至七成热，爆香姜末、蒜末，倒玉米粒、空心菜段、柿子椒丁炒熟，加盐调匀，撒上葱花即可。

功效 这道菜含有丰富的膳食纤维，孕妈妈食用可以使糖分在肠道内缓慢被吸收，帮助孕妈妈延缓餐后血糖升高。

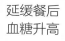
延缓餐后
血糖升高

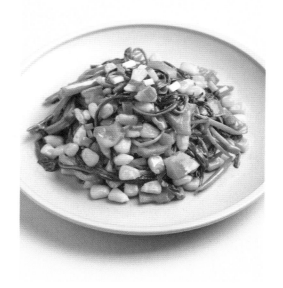

蒜蓉蒸扇贝

材料 带壳扇贝 500 克，柿子椒、蒜末各 50 克。

调料 葱花、姜末各适量，生抽 5 克。

做法

❶ 柿子椒洗净，去蒂及子，切丁；扇贝洗净。

❷ 取一小碗，放入蒜末、姜末、生抽拌匀制成料。

❸ 把柿子椒丁放在扇贝上，淋上拌好的料，上笼大火蒸约 5 分钟后取出，撒上葱花即可。

有助于平
稳血糖

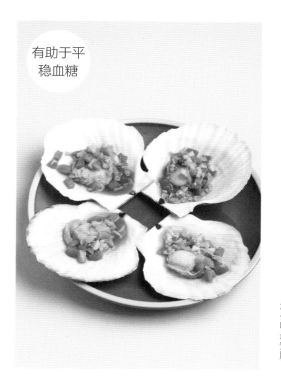

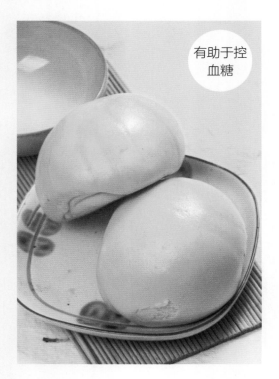

有助于控血糖

杂粮馒头

材料 小米面80克，黄豆面30克，面粉50克，酵母5克。

做法

❶ 将酵母用水化开并调匀；小米面、黄豆面、面粉倒入容器中，加酵母水搅拌均匀，醒发40分钟。

❷ 将醒发好的面团搓粗条，切成大小均匀的面剂子，逐个团成圆形，制成馒头生坯。醒发至原体积的2倍大，送入烧开的蒸锅蒸20分钟即可。

功效 小米富含胡萝卜素和膳食纤维，与能平稳血糖的黄豆一起食用，控糖效果更好。

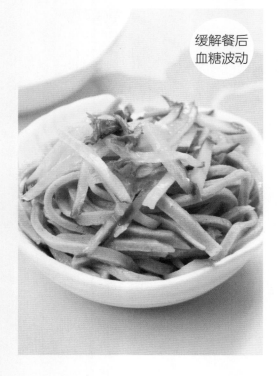

缓解餐后血糖波动

凉拌燕麦面

材料 燕麦粉、黄瓜各100克。

调料 盐1克，蒜末、香菜碎各3克，香油2克，醋适量。

做法

❶ 燕麦粉加适量水和成光滑的面团，醒20分钟后擀成薄面片，将面片切成细丝后，用干燕麦粉抓匀、抖开。

❷ 将燕麦手擀面煮熟，捞出过凉；黄瓜洗净，切丝。

❸ 将黄瓜丝放在煮好的燕麦面上，加入盐、香菜碎、蒜末、醋、香油调味。

功效 燕麦面搭配黄瓜，能补充身体所需的碳水化合物和膳食纤维，有助于稳血糖。

妊娠高血压

饮食要点

1. 限制饱和脂肪酸的摄入。饱和脂肪酸含量较多的食物有肥肉、牛油、羊油、奶油等。

2. 孕妈妈的日常饮食以清淡为佳，减少盐的摄入，还要限制隐形盐的摄入，忌吃咸菜、咸蛋等盐分高的食品，尤其是水肿明显者要控制每日盐的摄入量在 3 克内，以免加重症状。

3. 新鲜蔬菜中富含维生素、钾、镁、膳食纤维等，也能帮助孕妈妈降血压。孕妈妈每天摄入蔬菜应不少于 300 克，水果每天 200~350 克为宜。

4. 钙摄入充分时，可增加尿钠排泄，减轻钠对血压的不利影响，有利于降低血压。富含钙质的食物有奶及奶制品等。

妊娠高血压的营养食谱

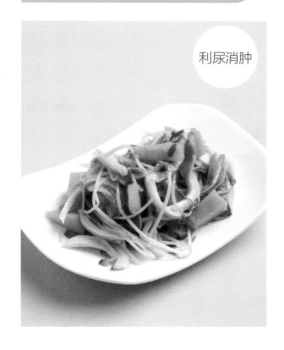

利尿消肿

平菇豆苗沙拉

材料 豌豆苗 250 克，平菇、木瓜各100 克。

调料 盐 3 克，橄榄油 2 克。

做法

❶ 平菇洗净，撕成小条，入沸水中焯一下，捞出沥干；豌豆苗洗净，入沸水焯一下，捞出沥干；木瓜洗净，去皮及子，切小块。

❷ 将焯好的平菇和豌豆苗放入盘中，加上木瓜块，加入盐和橄榄油搅拌均匀即可。

功效 这道菜富含膳食纤维和钾，可以帮助孕妈妈平稳血压。

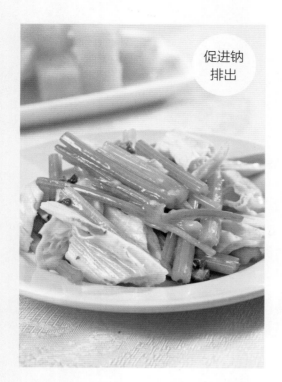

促进钠
排出

炝拌芹菜腐竹

材料 芹菜 200 克，腐竹 50 克。

调料 花椒、盐、醋各适量。

做法

❶ 腐竹泡发洗净，切段，入沸水中焯 30
秒，捞出，沥干水分；芹菜择洗干净，
切段，入沸水中焯透，捞出，沥干水分；
取盘，放入腐竹段、芹菜段、盐拌匀。

❷ 炒锅置火上，倒入适量植物油，待油烧
至七成热，加花椒炒出香味，关火。

❸ 将炒锅内的油连同花椒一同淋在腐竹和
芹菜上，加盐、醋拌匀即可。

功效 芹菜富含钾和芹菜素，可促进钠排
出，对于高血压有较好的辅助调理作用。

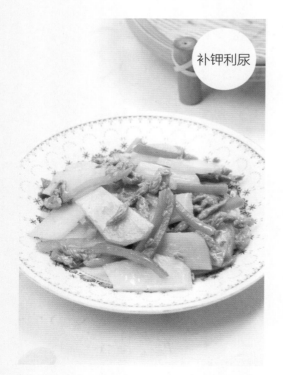

补钾利尿

土豆片炒牛肉

材料 土豆 150 克，牛肉、柿子椒各 100 克。

调料 淀粉、盐、醋各适量。

做法

❶ 牛肉洗净，切丝，加盐、淀粉腌片刻；
土豆去皮，洗净，切片，用清水浸泡，
捞出沥水；柿子椒洗净，去蒂及子，洗
净，切丝。

❷ 锅内倒油烧热，放入牛肉丝翻炒，再
加土豆片，下柿子椒丝炒熟，加盐、
醋调味即可。

功效 土豆富含钾，能促进钠的排出，牛
肉含丰富的优质蛋白质和锌，搭配食用对
辅助调理高血压有益。

甲减

饮食要点

1.适量增加补铁、补血食物的摄入。甲减患者容易发生贫血，因此饮食中要适当增加补铁、补血的食物，缓解贫血症状。补铁应该首选动物性食物，比如牛肉、动物肝脏、动物血等。

2.适量补充富含维生素 A 的食物，改善肤色苍白、蜡黄。甲状腺激素缺乏会使类胡萝卜素转化为维生素 A 的功能减弱，导致血液中类胡萝卜素含量升高，使皮肤呈现蜡黄、粗糙、干燥、无光泽的状态。因此甲减孕妈妈要注重补充富含维生素 A 的食物，如动物肝脏、肉类等。

3.适量补碘。碘缺乏引起的甲减患者，甲状腺功能低下，对碘的摄取能力下降，因此需要适当增加碘的摄入，除了从碘盐中摄取，还可从含碘丰富的食物中摄取，如海带、紫菜等。

甲减的营养菜谱

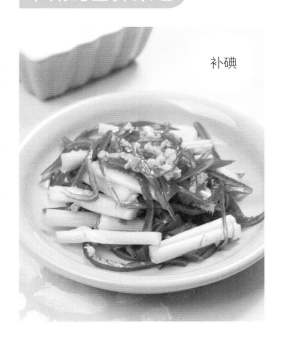

补碘

芹菜拌海带

材料　鲜海带 100 克，芹菜 80 克，海米 10 克。

调料　醋、香油、盐各适量。

做法

❶ 海带洗净后切成丝，焯熟；海米泡发，洗净后切碎；芹菜洗净后切成段，焯熟。

❷ 海米碎、海带丝和芹菜段一起放入盘内，加入醋、香油、盐拌匀即可。

功效　海带含碘量很高，孕妈妈食用可以起到补碘、促甲状腺激素分泌的功效。同时海带含有铁，也有利于辅治甲减引起的贫血。

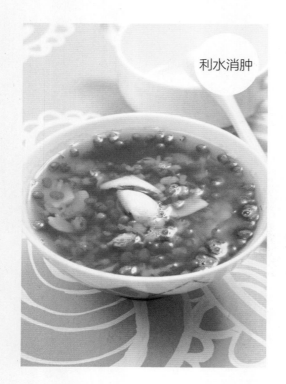

利水消肿

绿豆百合汤

材料　绿豆 50 克，干百合 15 克。

调料　冰糖适量。

做法

❶ 将绿豆洗净，浸泡 4 小时；干百合洗净，泡软。

❷ 将绿豆放入砂锅里，加适量水，大火煮沸后转小火煮至绿豆开花，放百合、冰糖再煮 5 分钟即可。

功效　这道汤有利水消肿的功效，能缓解甲减引起的水肿。

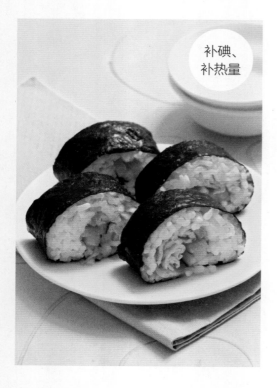

补碘、
补热量

紫菜包饭

材料　熟米饭 100 克，干紫菜片适量，黄瓜、胡萝卜各 50 克，鸡蛋 1 个，熟白芝麻少许。

调料　盐、香油各适量。

做法

❶ 熟米饭中加盐、熟白芝麻和香油搅拌均匀；鸡蛋煎成蛋皮后切长条；黄瓜洗净，切条；胡萝卜洗净，去皮，切条，焯熟。

❷ 取一张紫菜片铺好，放上米饭，用手铺平，放上蛋皮条、黄瓜条、胡萝卜条卷紧后，切成 1.5 厘米长的段即可。

功效　紫菜是高碘食物，是缺碘性甲减的孕妈妈补碘的良好来源。